스무 살,
안경 대신
라섹을 하기로 했습니다

스무 살,
안경 대신
라섹을 하기로 했습니다

안과 의사의 2day라섹 사용설명서

오정우 지음

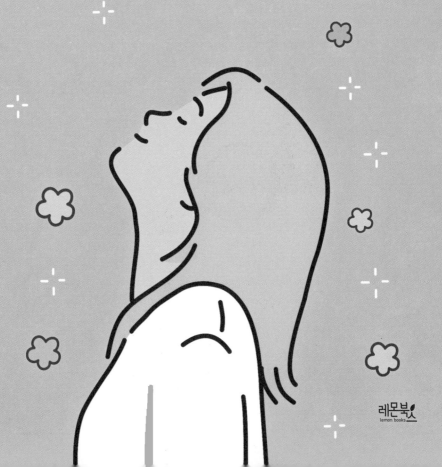

레몬북스
lemon books

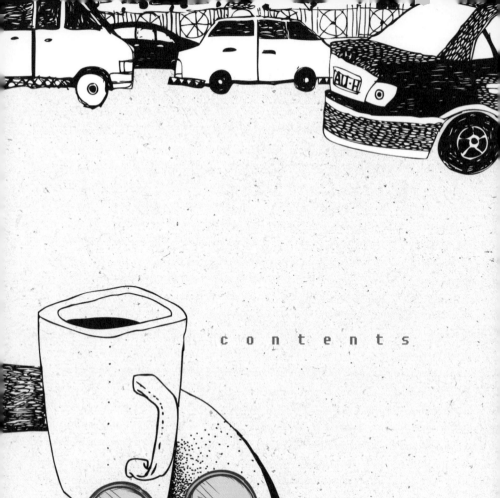

c o n t e n t s

PART 01

정말 2일 만에 렌즈 제거가 가능한가요?

: 2day라섹에 관하여

원장님 가족이라면 2day라섹 수술 시키시겠어요?

: 초고도 근시 딸 수술 체험기

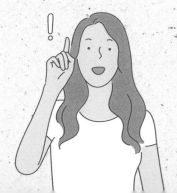

PART 04

시력 교정 수술의 불편한 진실을 알고 계신가요?

: 알고 나면 답이 보입니다

PART 05

2day라섹 후 주의사항

: 과도한 조심을 경계합니다

2day라섹 후 더 행복해지는 비밀

: 2day라섹 안과 의사의 소명과 성취감

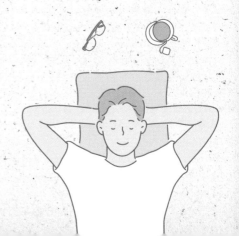

내가 2day라섹에 관한 글을 쓰는 이유

콘택트렌즈 부작용으로 고생해 보신 적이 있으신가요?

비 오는 날 습기 찬 안경 때문에 불편해 보신 적이 있으신가요?

여행할 때나 운동할 때 안경이나 렌즈 없이

자유로운 모습을 꿈꿔본 적이 있으신가요?

우리가 안경이나 렌즈로부터 벗어나고 싶을 때, 시력 교정 수술을 진지하게 고민하게 됩니다. 하지만 너무나 많은 정보의 홍수 속에서 일반인들은 광고와 진실된 사실을 구별하기 어렵고, 수술 방법과 내용도 일반인에게는 너무나 어렵기만 합니다.

제가 안과 의사가 된 1996년부터 지금까지 25년간 새로운 장비와 수술 방법이 개발되어 떠들썩하게 화제가 되었다가 얼마 지나지 않아 유행처럼 사라지는 일이 반복되곤 했습니다. 그런 현실에서 환자분들이 수술의 안전성에 대하여 불안감을 느끼는 것이 단지 환자분들이 예민하기 때문이라고 치부할 수는 없다고 생각합니다.

이러한 상황에서도 2020년 현재, 안경을 벗는 많은 시력 교정 수술 방법 중 2day라섹도 이제는 어엿하게 한자리를 차지하는 것 같아 마음이 뿌듯합니다.

2day라섹의 시초가 되었던 아마리스 레이저를 이용한 원스텝 올레이저 수술을 2011년 국내 처음으로 대한안과학회에 발표했을 때만 해도 이 수술을 발전시켜 나가는 것이 앞으로 제 모든 것을 쏟아부을 만큼 가치 있는 일이 될 거라고는 전혀 예상하지 못하였습니다.

처음에는 단순히 안전성이 향상된 새로운 개념의 수술 방법으로 접근했지만 수술 후 기대 이상의 빠른 상처 회복과 시력 회복 속도에 몹시도 당황했던 기억이 아직도 생생합니다.

그 후 2012년부터 이 수술 방법을 2day라섹이라 이름 짓고 본격적으로 연구 활동을 시작하였습니다.

2014년에는 기존 라섹보다 퇴행 가능성을 1/2로 낮추어 시력 안정성을 개선한 연구 결과를, 2015년에는 기존 올레이저 수술보다 각막 절삭량을 최소화하는 프로그램 개발 연구 결과를 각각 발표하였습니다.

2016년에는 제 인생 최고의 연구 결과로, 2day라섹이 기존 라섹 수술보다 눈부심을 개선하고 절삭량을 줄일 수 있다는 사실을 확인하고 정확한 데이터를 산출하여 밝혀내는 연구 결과를 발표하였습니다. 이 연구 결과로 대한안과학회로부터 학술상을 수상하게 되었습니다.

2017년부터는 대상 환자를 더욱 확대하여 기존 라섹 수술로는 좋은 결과를 기대할 수 없는 초고도 근시 환자를 대상으로 과감하게 수술에 도전하였습니다. 2년간의 연구 성과로 2018년에 2day라섹이 초고도 근시 수술 시 기존 라섹 수술보다 3배 빠른 시력 회복과 선명도 개선 효과를 보인다는 결과를 발표하였습니다. 2019년부터는 절삭량 정확성 프로그램을 개발하여 98.8%라는 절삭량 정확성을 입증하게 되었습니다.

10년이라는 결코 짧지 않은 시간 동안 열정과 집념을 가지고 제가 가진 모든 것을 2day라섹에 쏟아부었습니다. 제 자신도 2day라섹을 완성도 높은 수술로 발전시키기까지 문제를 하나하나 해결해 가는 과정에서 높은 성취감을 맛보았으며, 무한한 행복함을 느꼈습니다. 물론 항상 좋은 일만 있었던 것은 아닙니다.

2day라섹이 대중적으로 호응을 얻게 되자 이를 시기하는 경쟁 안과들이 '라섹 수술 후 2일 만에 렌즈를 제거하는 것은 거짓말'이라는 민원을 계속 제기해 보건소로부터 여러 차례 사실 확인을 받기도 했습니다. 하지만 이러한 시련들은 오히려 '반드시 완벽한 2day라섹 수술을 만들어내고야 말겠다'는 강한 의지를 불태우는 자극제가 되었습니다.

요즘에는 제가 개발한 2day라섹의 인기에 편승하여 20여 개 안과에서 2day라섹이라는 이름의 수술을 자신의 병원에서 시술하고 있다고 광고를 하고 있습니다. 하지만 제가 생각하는 '진정한 의미의 2day라섹'은 이름만 2day라섹이 아닌 진정한 2day라섹의 결과를 구현하는 것입니다.

진정한 2day라섹의 결과를 구현하기 위해서는 아마리스 레드라는 시스템을 갖추어야 할 뿐만 아니라 많은 시행착오를 거치면서 쌓은 경험이 반드시 필요합니다.

콜럼버스의 달걀처럼 이러한 경험들은 알고 나면 매우 간단하지만 이를 터득하는 데는 많은 시간과 노력이 필요하기 때문에 단언컨대 수년 내에 다른 안과에서 진정한 의미의 2day라섹을 구현할 가능성은 없다고 생각합니다.

요즘, 환자분들께 2day라섹을 시술하는 일이 너무 행복합니다.

수술을 받고 기뻐할 환자분들을 생각하면 제 직업과 책무에 무한한 자부심을 느끼는 한편 앞으로도 2day라섹을 더욱 열심히 연구하고 발전시켜 나가야 한다는 책임감을 가지게 됩니다.

하지만 다른 한편으로는 2day라섹에 관하여 좀 더 자세한 정보를 얻고자 하거나, 저에게 직접 진료를 받고 궁금하신 부분에 대하여 설명을 듣고자 하는 분들이 많다는 사실도 알고 있습니다.

한 분 한 분 직접 뵙고 2day라섹에 대하여 설명드리고 궁금한 점을 답변드리면 좋겠지만 현실적으로 불가능하므로 내용을 정리해 보고자 하는 욕심이 생기게 되었습니다.

제가 지난 10년간 혼신을 다하여 연구 개발한 2day라섹의 원리와 장점, 다른 수술과의 차이점, 그리고 2day라섹의 발전 역사를 이 책에 담았습니다. 그리고 왜 다른 안과 의사들은 2day라섹 시술을 못 하는지에 대해서도 답했습니다. 나아가서 유사 2day라섹과 구별하는 방법과 왜 초고도 근시 환자분들에게 2day라섹이 유리한지를 설명했습니다.

이 책에는 시력 교정 수술을 받고자 하는 환자분들이 꼭 가져야 할 마음가짐과 수술을 집도할 의사가 가져야 할 마음가짐도 담았습니다. 이러한 마음가짐은 환자분들이 의사를 선택하는 기준이 될 것이라고 장담합니다.

우리가 인터넷이나 광고로는 접할 수 없는 라식·스마일 라식·일반 라섹에 대한 불편한 진실도 담았습니다. 때로는 유행하는 수술 방법이 수술의 안전성이나 장점보다는 다국적 기업의 상업적 의도에 좌우될 수 있다는 점도 지적했습니다. 일반인이 세계적인 다국적 기업의 상업적 의도나 계획을 파악하기는 불가능하기 때문입니다.

마지막으로, 시력 교정 수술을 20년째 하고 있는 안과 의사로서 제 자신이 초심과 순수한 열정을 잃어버리지 않도록 담금질하고자 하는 마음에서 제가 추구하는 인생에 도움이 되는 지침서를 정리해 보았습니다.

시력 교정 수술, 특히 2day라섹이 궁금하신 분들은 이 책의 내용만 잘 이해하셔도 일반 안과 의사들보다 2day라섹에 대하여 더 많이 알게 될 것입니다. 또 수술 여부, 수술 방법 선택, 수술 내용에 대하여 본인이 어떤 기대치를 가져야 하는지 등에 대하여 올바른 판단을 내릴 수 있을 것입니다.

또한 저에게 수술을 이미 받았거나 받을 예정인 분들은 오정우라는 의사가 얼마나 높은 열정과 정열을 가지고 혼신의 힘을 다하여 2day라섹을 개발하고 발전시켰는지 공감해 주시리라 믿어 의심치 않습니다.

마지막으로 시력 교정 수술에 대하여 너무 부정적인 프레임을 갖고 있거나 너무 작은 부분까지 걱정하는 분들께 긍정적인 프레임으로 시력 교정 수술을 바라볼 수 있도록 애정 어린 조언을 담았습니다. 부디 조금이라도 도움이 되기를 바랍니다.

살면서 저는 겸손을 최고의 미덕으로 생각하고 있고, 글을 쓰면서도 본의 아니게 지식을 뽐내거나, 상대를 무시하거나 자만하지 않도록 항상 경계하였지만 의도치 않게 그렇게 느껴지는 부분이 있다면 미리 용서를 구합니다.

지금까지 2day라섹은 많은 분들에게 기쁨과 행복을 전해주었습니다.

라식 · 스마일 라식 · 일반 라섹 같은 기존 시력 교정 수술로는 수술이 불가능했던 혈우병 · 백혈병 환자, 자가면역 질환 환자, 지속적 상피결핍증 환자, 각막 혼탁이 있는 환자, 각막신생혈관이 심한 환자분들이 2day라섹으로 안전하게 수술을 받고 안경으로부터 해방되었습니다.

격투기, 권투같이 수술 직후부터 물리적 충격을 견뎌야 하는 직업을 가진 환자분들도 안전하게 수술을 시행받고 3일째부터 훈련에 임할 수 있었습니다.

시력 교정 수술을 받기 위해서 이전에는 일주일 정도 휴가를 내야 했던 직장인들도 주말 동안에 2day라섹을 받고 꿈에 그리던 안경으로부터의 탈출이 가능하게 되었습니다.

이전에는 퇴행 현상, 눈부심, 더딘 시력 회복 등을 감수하면서 라섹 수술을 받았던 초고도 근시 환자분들도 이제는 좀 더 좋은 결과를 기대하면서 안경을 벗을 수 있게 되었습니다.

저를 믿고 본인의 소중한 눈을 맡겨주시고, 저의 소임을 다할 수 있도록 도와주신 저의 모든 환자분들께 이 책을 바칩니다.

항상 날카로운 조언과 무한한 격려를 아끼지 않는 인생의 동반자 김소연, 두 딸 유빈, 유리에게 제가 할 수 있는 최대한의 감사를 전합니다.

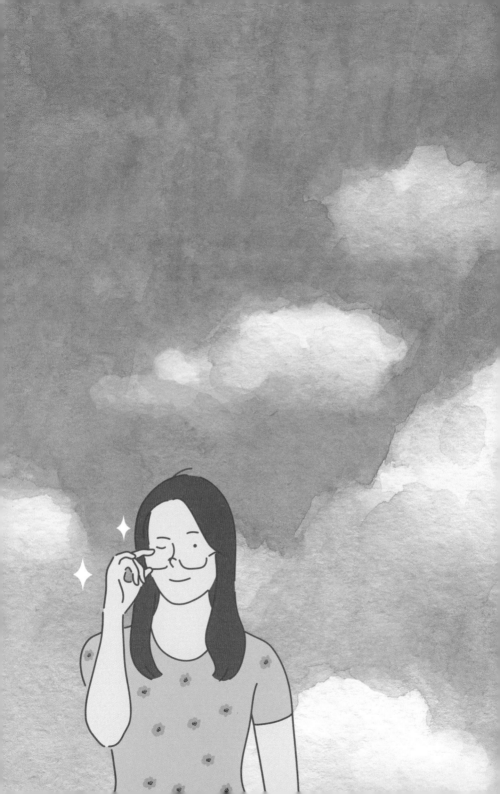

Part 1.

정말 2일 만에 렌즈 제거가 가능한가요?

2day라섹에 관하여

이것이 2day라섹이다

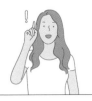

　제가 개발한 '진정한 의미의 2day라섹'은 최소 빔 사이즈의 레이저 조사가 가능한 아마리스 레드 및 스마트펄스 기술을 이용하여 빠른 상처 및 시력 회복을 보이는 원스텝 올레이저 수술 방식에, 제가 2015년 연구 발표한 '각막 최소 절삭 프로그램'과 2018년 연구 발표한 '절삭량 오차 제로 프로그램'을 결합하여, 수술 후 단 2일 만에 상처 회복이 가능한 수술을 말합니다.

　2day라섹은 2010년 이오스안과에서 처음 시행하여 2011년 대한안과학회 및 한중일학회에 국내 최초로 발표된 이래 현재까지 국내외 학회에 18차례 공식적으로 채택 발표된 바 있으며, 지속적인 연구를 통해 2016년 시즌 2, 2018년 시즌 3, 2019년 2day라섹zero로 발전을 거듭하고 있습니다.

❖ 2day라섹의 가장 큰 장점은 무엇인가요?

각막 손상 면적 최소화

일반 라섹은 브러시나 알코올 등으로 각막 상피를 제거한 후 노출된 각막 실질을 절삭하여 시력을 교정하게 됩니다. 이때 레이저 조사 면적과 각막 손상 면적이 일치하는 2day라섹과는 다르게 **일반 라섹은 수술 안전성 때문에 레이저 조사 면적보다 훨씬 더 넓은 면적의 상피를 제거해야 합니다.**

라섹 수술 시 상피 손상 면적은 수술 후 회복 기간과 안전성에 큰 영향을 주는 요소입니다. 각막 손상 면적이 크거나 상피 제거 과정에서 눈에 주는 스트레스가 크다면 수술 후 불편함이나 부작용 가능성도 커질 수밖에 없습니다.

2day라섹은 수술 시 별도로 각막 상피를 제거할 필요가 없으며, 각막 손상 면적도 일반 라섹보다 40%나 줄일 수 있기 때문에 수술 후 상처 및 시력의 회복 속도가 빠르며, 부작용 가능성을 낮출 수 있는 수술 방법입니다.

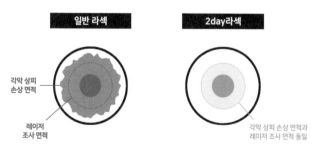

상기 이미지는 각막을 이해하기 쉽게 제작한 이미지입니다.

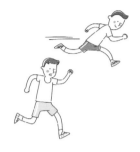

30% 빠른 상처 회복 속도

2day라섹은 일반 라섹에 비해 각막 손상 면적이 적기 때문에 각막 상처 회복 기간이 짧아 시간이 부족한 현대인들에게 많은 인기를 얻고 있습니다. 상처 회복 기간이 보통 5~7일이 필요한 일반 라섹과 비교하여 2day라섹은 2일 만에 보호용 렌즈 제거가 가능합니다.

또한 일반 라섹 후 빈번하게 발생하는 '보호용 렌즈 제거 후 상피 벗겨짐 현상'이 거의 없는 장점이 있으므로 보호용 렌즈 제거 후 빠른 일상생활 복귀가 가능합니다.

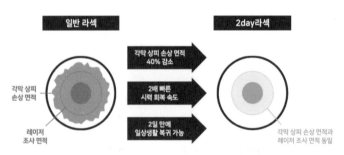

상기 이미지는 각막을 이해하기 쉽게 제작한 이미지입니다.

2배 빠른 시력 회복 속도

2day라섹은 일반 라섹과 비교해 시력 회복 속도가 2배 이상 빠르고, 퇴행 현상으로 시력이 저하될 가능성이 의미 있게 낮은 것으로 보고되었

습니다.

그 이유는 일반 라섹 시에는 수술 직후 회복된 상피가 균질하지 않고 불규칙하지만, 2day라섹은 별도의 상피 제거 과정이 필요 없으므로 수술 후 회복된 각막 상피가 매우 균질하고 규칙적이기 때문입니다.*

야간 눈부심 예방 및 선명도 개선

우리 눈은 근시, 난시 외에도 '수차 현상'**으로 불리는 시력의 질을 나타내는 지표가 있습니다.

야간 눈부심이나 선명도를 나타내는 웨이브 프론트 수치는 대부분 시력 교정 수술 직후에는 약간 증가하지만 6개월 정도 후에는 수술 전과 비슷하거나 약간 증가하는 정도로 변화합니다.

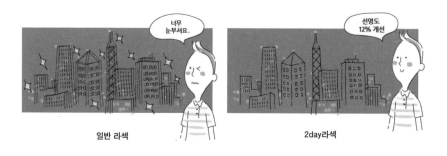

일반 라섹   2day라섹

---

* 2017년 바르셀로나 유럽안과학회(SOE), 2016년 115회 대한안과학회 학술대회, 2015년 113회, 114회 대한안과학회 학술대회, 2014년 런던 유럽굴절학회(ESCRS), 2012년 밀라노 유럽굴절학회(ESCRS), 2day라섹 발표 내용 중에서

** 빛은 우리 눈으로 들어와서 상이 맺히는 망막에 도달하기까지 여러 경로에서 퍼지게 되는데 이를 **수차 현상**이라고 합니다. 수차 현상은 안경이나 렌즈로는 교정이 되지 않지만 시력 교정 수술로는 상당 부분 교정이 가능합니다. 수차 정도는 일반적으로 웨이브 프론트 수치로 나타내는데 수치가 낮을수록 시력의 질은 선명하며, 수치가 높을수록 시력의 질이 좋지 않은 것을 의미합니다. 수치가 0.5D 이상인 경우 시력 교정 수술 시 교정이 필요합니다.

시력 교정 수술 후 야간 눈부심 및 선명도와 관련한 연구 결과를 살펴보면, 라식 수술보다는 라섹 수술이 시력의 질 향상에 유리합니다.

일반적으로 라섹 수술이 라식 수술보다 수술 시 더 넓은 레이저 조사가 가능하고, 각막 뚜껑으로 인한 수차 현상이 없으므로 야간 눈부심 예방이나 선명도 개선이 우수하다는 것은 이미 알려진 사실입니다.

2day라섹은 일반 라섹 수술보다 시력의 질 향상에 유리합니다.

2016년 부산에서 개최한 제115회 대한안과학회에서 채택 발표된 '일반 라섹과 2day라섹 시 야간 눈부심 및 선명도 개선에 관련된 연구 결과'를 보면 2day라섹을 시행받은 경우 일반 라섹을 시행받았을 때보다도 시력의 질 개선에 더 효과적인 결과를 보이는 것으로 나타났습니다.

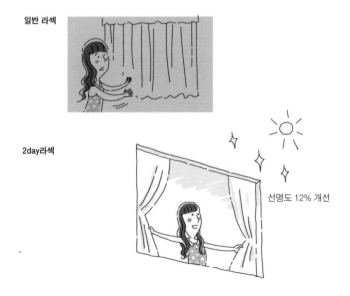

일반 라섹

2day라섹

선명도 12% 개선

발표 내용에 따르면, 아마리스 레드를 이용한 2day라섹(원스텝 방식의 올레이저 라섹) 수술을 받은 환자는 수술 3개월 후 야간 눈부심, 선명도, 시력의 질을 나타내는 웨이브 프론트 수치가 수술 전보다 평균 12% 개선되어 수술 전보다 수술 후 야간 눈부심 예방, 선명도 및 시력의 질이 개선되었습니다. 일반 라섹 수술의 경우, 수술 전과 비교 시 수술 후 웨이브 프론트 수치가 증가하여 시력의 질이 떨어지는 것으로 분석되었습니다.

웨이브 프론트 수치는 난시 및 고위수차를 포함하여 시력의 질에 영향을 주는 모든 인자를 가리키는데, 수치가 높을수록 시력의 질이 낮으며 수술로 개선이 가능합니다. 일반적인 라식·라섹 수술의 경우 근시·난시 교정이 완벽하게 되더라도 웨이브 프론트 수치가 동일하거나 증가하는 양상을 보이는 것으로 알려져 있습니다.

절삭량 최소화 가능

일반 라섹과 비교하여 동일 도수를 동일 면적으로 수술하는 경우 절삭량을 줄이는 것이 가능하다는 의미입니다. 2day라섹은 일반 라섹 수술보다 넓은 면적으로 조사 가능하므로 데이터를 보정함으로써 각막 절삭량을 더욱 최소화할 수 있습니다.

Table 1. Paired t-test for pre-post value within Trans-PRK

Variable	Time			
	Pre	Post		
Wavefront 5mm	0.97±0.38 ➡	0.85±0.30	3.479**	.001
Higher order 5mm	0.44±0.21	0.25±0.08	-10.522**	.000
Spherical aberration 5mm	0.27±0.18	0.12±0.04	-8.366**	.000
Wavefront 6mm	1.45±0.54	1.48±0.51	-.671	.504
Higher order 6mm	0.43±0.10	0.89±0.40	-12.388**	.000
Spherical aberration 6mm	0.23±0.08	0.61±0.29	-12.983**	.000

> 2day라섹 시 수술 전보다 시력 선명도가 12% 개선되었다.

Table 2. Independent t-test for difference value by method

Variable(Difference)	Method			
	LASEK(n=72)	Trans-PRK(n=103)		
Wavefront 5mm	0.03±0.39 <	-0.12±0.35	-2.571*	.011
Higher order 5mm	0.34±0.27	-0.20±0.19	-4.146**	.000
Spherical aberration 5mm	0.26±0.17	-0.14±0.17	-4.587**	.000
Wavefront 6mm	0.40±0.93	0.03±0.49	-3.349**	.001
Higher order 6mm	0.81±0.51	0.46±0.38	-5.168**	.000
Spherical aberration 6mm	0.67±0.34	0.37±0.29	-6.067**	.000

> 라섹 수술과 달리 2day라섹 시 수차 현상이 개선되는 결과를 보여주었다.

아마리스 레드 2day라섹 수술 환자의 수술 전후 웨이브 프론트 수치 비교

이오스안과 '2day라섹 연구 결과' 대한안과학회 학술상 수상 내용 중에서

2017년 바르셀로나 유럽안과학회(SOE) 발표: 굴절수술부문 13개 핵심 연구에 선정
2016년 제115회 부산 대한안과학회 학술대회 발표: 2016년 대한안과학회 학술상 수상

아마리스 레드를 이용한 2day라섹 수술을 받은 환자에서 수술 3개월 후 야간 눈부심, 선명도, 시력의 질을 나타내는 웨이브 프론트 수치가 평균 12% 정도 개선되었습니다.

이처럼 수술 전보다 수술 후에 시력의 질이 향상되는 이유는 아마리스 레드를 이용한 2day라섹 시 시력을 교정하기 위하여 안경 모양으로 각막을 절삭하는 면적이 동일 도수를 동일한 실제 절삭량으로 수술한 기존 일반 라섹보다 평균 7% 이상 넓게 시행되기 때문으로 연구 분석되었습니

다. (절삭 면적은 일반 라섹 시 상피 제거 면적이 넓기 때문에 각막 손상이 증가하는 각막 손상 면적과는 다른 개념입니다.)

일반 라섹은 각막 손상 면적이 넓어 상처 및 시력 회복이 늦습니다. 하지만 실제 각막 절삭 면적은 예측한 것보다 좁기 때문에 수술 후 시력의 질이 낮아지게 됩니다. 2day라섹은 각막 손상 면적이 넓지 않기 때문에 상처 및 시력 회복이 빠릅니다. 반대로 각막 절삭 면적은 예측한 것보다 넓기 때문에 시력의 질이 개선되게 됩니다.

2day라섹 시에는 예측한 것보다 레이저 조사 면적이 넓게 조사되므로 절삭 면적을 결정할 때 절삭 면적을 보정함으로써 각막 절삭량을 7% 감소시킬 수 있어 안전성을 향상시키는 2차 효과가 있습니다.

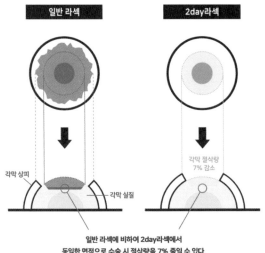

일반 라섹에 비하여 2day라섹에서
동일한 면적으로 수술 시 절삭량을 7% 줄일 수 있다.

라식 · 일반 라섹 · 2day라섹 수술 비교

이오스안과 2day라섹은 최소빔 사이즈의 레이저 조사가 가능한 아마리스 레드 및 스마트펄스 기술을 이용하여 빠른 상처 및 시력 회복을 보이는 원스텝 올레이저 수술 방식에, 이오스안과에서 2015년 연구 발표한 각막 최소 절삭 프로그램과 2018년 연구 발표한 절삭량 오차 제로 프로그램을 결합하여 수술 후 단 2일 만에 상처 회복이 가능한 수술을 말합니다.

아마리스 레드 원스텝 올레이저 수술을 설명한 독일 슈빈트사 공식 홈페이지를 보면, 슈빈트사는 아마리스 레드를 이용한 원스텝 올레이저 수술 방법을 스마트서프(SmartSurf) 수술이라고 부릅니다.

안구 고정기를 사용하여 각막 뚜껑을 만들어야 하는 라식 수술과 비교하여 2day라섹이 얼마나 안전한지 설명해 보겠습니다.

❖ 2day라섹 vs 라식

각막 뚜껑 부작용(각막이 찢어지는 부작용) 비교

라식은 수술 시 만들어진 각막 뚜껑이 안전하게 유착되는 데 수개월의 시간이 걸리므로 수술 직후 잠결에 눈을 비비는 행동만으로도 심각한 부작용을 유발할 수 있습니다. 그리고 수술 후에는 각막 뚜껑 아랫부분과 깎아낸 각막 실질 사이에 잠재적 공간(potential space)이 영구히 생기기 때문에 외부 충격으로 각막 뚜껑이 주름지거나 찢어지는 부작용이 언제든지 생길 수 있습니다.

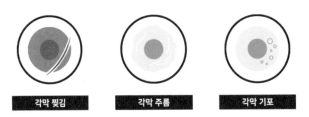

각막 찢김　　각막 주름　　각막 기포

각막 뚜껑으로 인한 라식의 부작용

2day라섹은 각막 뚜껑을 만드는 과정이 필요 없습니다. 그리고 각막 상피부터 원스텝으로 직접 절삭하여 시력을 교정하므로 잠재적 공간이 존재하지 않습니다. 그렇기 때문에 외부의 물리적 충격으로 문제가 생길 가능성은 전혀 없으며, 각막 뚜껑으로 인한 부작용도 없습니다.

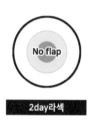

2day라섹은 각막 뚜껑을 만들 필요가 없어 각막 뚜껑으로 인한 부작용이 없습니다.

석션로스(안구 고정 풀림) 부작용 비교

사람의 눈은 한곳을 주시하려 해도, 자기도 모르게 미세하게 움직입니다. 라식과 스마일 라식은 각막 뚜껑이나 각막 조직을 만드는 과정에서 정확한 레이저 조사를 위해 안구를 빨아들여 눈을 고정하는 장치가 반드시 필요합니다.

안구를 빨아들이는 안구 고정방법(석션)의 안전성은 끊임없이 논란이 되고 있는데, 레이저 조사 중 환자가 갑작스럽게 눈을 움직이게 되면 안구 고정이 풀리는 석션로스의 위험성이 있기 때문입니다.

석션로스 발생 시 각막 상피 손상이 발생하거나 각막 뚜껑 및 조각이 찢어질 수 있습니다. 또한 불완전한 레이저 조사로 안구 내 기포가 생기면 수술을 중단해야 합니다. 즉, 각막석션이 필수적인 라식과 스마일 라식은 안구 고정 장치와 관련하여 수술 중 예기치 못한 부작용의 가능성이 항상 존재합니다.

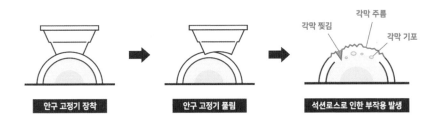

라식 · 스마일 라식 수술 시 석션로스로 인한 부작용

2day라섹은 레이저 조사 시 정밀한 안구 추적 장치가 작동하기 때문에 환자분의 눈 움직임과 관계없이 정확하게 레이저가 조사되어 시력을 교정하므로 안구 고정기가 필요 없습니다. 그러므로 각막석션 과정이 전혀 필요하지 않아 석션로스와 같은 부작용으로부터 완전히 자유롭습니다.

다음은 반드시 브러시나 알코올을 사용하여 실제 레이저 조사 면적보다 더 넓게 각막 상피를 벗겨야 하는 일반 라섹 수술과 비교하여 2day라섹이 얼마나 안전하고 편리한지 설명해 보겠습니다.

❖ 2day라섹 vs 일반 라섹

각막 상처 회복과 통증 비교

일반 라섹 수술은 통증을 주로 느끼는 각막 상피를 브러시나 알코올로 제거한 후, 노출된 각막 실질에 레이저를 조사합니다. 이때 상피를 제거하기 위한 물리적 손상(브러시)이나 화학적 손상(알코올)에 의해 과도한 통증이나 염증을 유발하게 됩니다.

브러시나 알코올에 의해 벗겨진 각막 상피는 경계 부위가 불규칙하게 노출되어 있으므로 상처 회복을 지연시키고 손상 정도에 따라서 추가적으로 심한 통증을 유발합니다.

일반 라섹 수술의 경우, 손상된 각막 상피 상처가 완전하게 회복하기까지는 약 5일에서 7일이 필요합니다. 개인차가 있지만 일반 라섹 수술을 받은 환자는 최소 5일에서 7일 동안의 안정기가 필요하며, 이 기간 동안은 대부분 과도하게 노출된 상처로 인한 통증과 장기간 보호용 렌즈 착용으로 인한 불편함을 경험하게 됩니다.

2day라섹은 별도의 각막 상피 제거 과정 없이, 각막 표면에 원스텝 방식의 레이저 조사만으로 시력을 교정하게 됩니다.

각막에 기구나 화학물질을 접촉하는 과정 없이 각막을 안경 모양으로 만드는 과정만 필요하므로 통증을 경험하는 상처 회복 기간을 2일로 단축시켰고, 시력 회복 기간도 2배로 향상시켰다고 보고되었습니다.

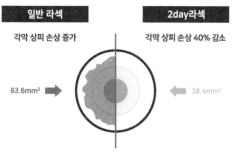

광학부 6.0mm, 이행부 7.0mm
동일한 면적 레이저 조사 시 전체 각막 상피 손상 면적 비교
2012년 밀라노 유럽굴절학회 발표 내용 중에서

각막 손상 면적 최소화

2day라섹은 절삭량 최소화 인자들을 분석하여 기존 올레이저 라섹보다 각막 절삭량을 감소시키면서 시력 교정이 가능합니다.

- 2015년 제113회, 제114회 대한안과학회 발표

또한 각막 상피 손상 면적을 최소화하여 일반 라섹 수술과 비교하여 손상 면적을 40% 감소시켰습니다.

- 2012년 밀라노 유럽굴절학회 발표

시력 회복 속도와 시력 안정성 비교

일반 라섹 시에는 수술 직후 회복된 상피가 균질하지 않고 불규칙적이지만, 2day라섹은 별도의 상피 제거 과정이 없으므로 수술 후 회복된 각막 상피가 매우 균질하고 규칙적입니다.

이러한 차이 때문에 2day라섹은 일반 라섹 수술 대비 2배 빠른 시력 회복 속도를 보이며, 퇴행 현상으로 시력이 저하될 가능성이 낮은 것으로 보고되었습니다.

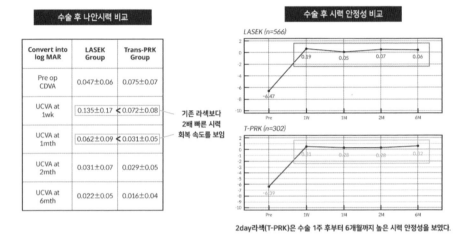

2014년 제112회 대한안과학회, 2014년 런던 유럽굴절학회 이오스안과 발표 내용 중에서

2016년 1월부터 집계된 2day라섹 후 시력 회복에 관한 실시간 통계자료는 이오스안과 홈페이지에서 확인 가능합니다.

2016년 1월부터 2020년 8월 현재까지 2day라섹을 시행받고 정확하게 2일 후 상처가 회복되어 보호용 렌즈를 제거한 환자 명단은 17,000안에 이르고 있습니다. (이 숫자에는 2day라섹을 시행받았지만 지방 거주로 수술 2일째 내원하지 못하거나, 상처 회복이 평균보다 더뎌 3일째 렌즈를 제거한 환자분들은 포함되어 있지 않습니다. 반드시 2일째 렌즈를 제거한 환자분만 포함했습니다.)

❖ 딱 한 줄로 정리하는 2day라섹

단순히 2일 만에 보호용 렌즈를 제거하는 것이 전부가 아닌 라식·스마일 라식·일반 라섹의 단점을 개선한 수술 방법

라식 수술의 단점 개선

각막 뚜껑을 만듦으로써 유발되는 부작용 가능성을 획기적으로 개선

잔여 각막을 충분히 남김으로 원추각막 부작용 예방 가능

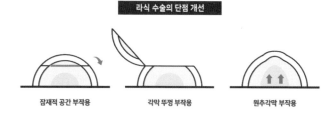

라식 수술의 단점 개선

잠재적 공간 부작용   각막 뚜껑 부작용   원추각막 부작용

스마일 라식의 단점 개선

안구 고정기가 필요 없으므로 석션로스 가능성 없음

기구를 이용한 각막 조직 제거 과정이 없으므로 부정난시, 상피내생 부작용 없음

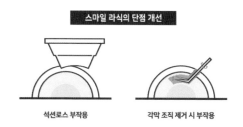

스마일 라식의 단점 개선

석션로스 부작용   각막 조직 제거 시 부작용

일반 라섹 수술의 단점 개선

상처 및 시력 회복을 위해 많은 시간 불편함을 감수해야 하는 단점을 개선

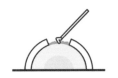

알코올 및 브러시 사용으로 인한 부작용

일반 라섹 수술의 장점은 동일

① 잔여 각막을 충분히 남김으로써 수술의 안전성 향상

② 충분한 각막을 가지고 시술함으로써 시력의 질 개선

③ 라식처럼 각막신경 손상이 없으므로 안구건조증 예방

일반 라섹 수술보다 우수한 장점

① 외부 충격에도 문제없는 빠른 상처 회복

② 빠른 일상생활 복귀가 가능한 기능적 시력 회복

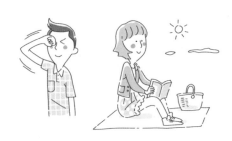

눈 비비기 가능, 빠른 일상생활 복귀 가능

수술 후 편의성	라식	라섹	2day라섹 (올레이저)
시력 교정 수술 후 눈을 포함한 완전한 세안 및 샤워, 목욕은 언제부터 가능한가요?	2주 후	1주 후	2일 후
눈 비비기, 눈 세게 감기 등 일상적인 눈 주위 물리적 자극은 언제부터 가능한가요?	2주 후	1주 후	2일 후
권투, 이종격투기 같은 강한 물리적 자극을 요하는 운동은 수술 후 언제부터 가능한가요?	3개월 후	1개월 후	2일 후
눈 화장, 파마, 염색 같은 화학적인 자극이 있는 미용시술은 수술 후 언제부터 가능한가요?	2주 후	1주 후	2일 후

수술 후 시력 회복 속도	라식	라섹	2day라섹 (올레이저)
시력 교정 수술 후 기능적 시력인 0.8 이상 나안시력은 언제부터 가능한가요?	1~2일	2~4주 후	2일
수술 전 최대 시력이 1.0 이상인 경우, 시력 교정 수술 후 나안시력으로 1.0 이상으로 개선되는 경우는 언제부터 가능한가요?	2주	2개월	1개월
시력 교정 수술 후 퍼져 보임, 눈부심 등의 시력의 질이 충분히 개선되는 시기는 언제인가요?	2개월	4개월	2개월
라섹 수술 직후 상피 벗겨짐, 건조증, 각막미란 등으로 다시 보호용 렌즈를 착용하는 비율은?	거의 없음 (뚜껑 주름 시 응급 재수술 필요)	30%	거의 없음

2day라섹 · 일반 라섹 · 라식 수술 후 편의성과 시력 회복 속도 비교

2day라섹과 일반 라섹은 어떻게 다른가요?

수술 진료 시 환자분들이 가장 궁금해하는 내용이 무엇일까요?

'일반 라섹과 2day라섹이 어떻게 다른 것인지?'에 대한 문의입니다.

많은 자료와 이미지로 설명을 드리지만 아무래도 의학 용어가 많기

때문에 이해하기가 어려울 수 있습

니다.

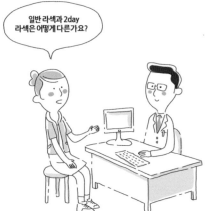

일반 라섹과 2day
라섹은 어떻게 다른가요?

이해하기 쉽게 맹장수술을 예로 들어 설명드리겠습니다.

우리가 맹장염에 걸리면 맹장수술을 꼭 해야 합니다. 이전에는 맹장수술 시 염증이 있는 맹장에 접근하기 위해서 배를 5~7cm 절개해서 반드시 개복한 후에 맹장을 제거하였습니다. 배를 열었으므로 통증은 심하고 최소 5~6일은 입원이 필요했으며, 배를 여는 과정에서 출혈, 감염, 상처 부위 벌어짐과 같은 부작용이 있을 수 있었습니다. 드물지만 심한 경우, 사망에 이르기까지 합니다.

물론 수술 부위 흉터는 훈장처럼 피할 수 없는 선택이었습니다. 당연히 맹장수술 후에는 정상적인 식사나 샤워, 운동은 수주 정도 조심하고 제한될 수밖에 없었습니다.

맹장수술 시 흉터 비교

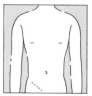

이전 개복 맹장수술은
배를 열어야 하므로
복잡하고 부작용 발생
가능성이 높았다.

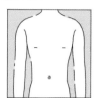

최신 복강경 맹장수술은
배를 열지 않으므로
단순하고 부작용이 적다.

생각해 보면 염증이 있는 맹장을 제거할 목적으로 단순한 수술을 받았음에도 불구하고 맹장을 제거하기 위한 과정보다는 맹장에 접근하기 위한 과정이 더 힘들고 더 많은 부작용을 유발하게 되었던 것입니다.

C

하지만 의술의 발전으로 요즘에는 대부분의 병원에서 복강경을 이용한 맹장수술을 진행합니다. 배꼽 부위로 복강경을 집어넣어 맹장을 제거하고 수술 후에는 봉합하지도 않을 정도로 흉터가 남지 않습니다. 당연히 배를 여는 수술과는 다르게 출혈, 감염, 상처 벌어짐과 같은 부작용이 없습니다.

그러므로 복강경을 이용하여 맹장수술을 받은 환자는 수술 당일이나 다음 날 퇴원하고 그다음 날부터 식사, 샤워, 운동 등 모든 정상 생활이 가능하게 됩니다.

외부에 수술 부위가 없기 때문에 수술 후 물에 닿거나 움직여도 무관합니다. 하지만 이렇게 좋은 수술 방법이 있음에도 불구하고 어떤 병원이 복강경을 이용한 맹장수술을 하지 못한다면 그 병원에서는 환자분에게 개복 맹장수술을 권할 것이고 의학 지식이 없는 환자분들은 개복 맹장수술을 받을 수밖에 없을 것입니다. 물론 맹장 제거라는 수술 목표는 달성하겠지만 맹장에 접근하기 위한 과정에서 많은 부작용 가능성에 노출될 수밖에 없습니다. 당연히 흉터도 평생 갖고 살게 됩니다.

각막을 이용한 시력 교정 수술도 마찬가지입니다. 라식 · 스마일 라식 · 일반 라섹 · 2day라섹 모두 수술의 목표는 동일합니다. 각막을 안경 모양으로 만들어 상을 망막에 맺히게 하여 시력을 교정하는 방법입니다.

라식과 스마일 라식은 각막에 주는 손상이 너무 크고 잔여 각막을 너무 적게 남기는 수술 방법입니다. 또한 평생 수술 흔적이 각막에 남는 잠재적 공간을 만들기 때문에, 여기서는 더 이상 논하지 않겠습니다.

일반 라섹은 위 두 수술보다 안전하고 잔여 각막도 2day라섹처럼 많이 남길 수 있으므로 라섹과 2day라섹을 맹장수술에 비유하여 설명드리겠습니다.

결론적으로 우리가 안경을 벗고자 한다면 간단하게 2day라섹처럼 한 번의 레이저 시술로 모든 과정이 끝나는 원스텝 방법이 가장 좋다고 생각합니다. 하지만 일반 라섹 방법을 선택한다면 복강경을 이용한 맹장수술과 달리, 개복 맹장수술과 비슷한 상황이 진행될 것입니다.

맹장을 제거하는 과정보다는 배를 여는 과정이 복잡하고 그 과정에서 통증, 출혈의 부작용을 유발하는 것처럼 일반 라섹도 각막을 레이저로 절삭하는 과정보다도 알코올이나 브러시를 이용하여, 각막 절삭을 하기 위하여 각막 실질을 노출시키는 과정에서 더 많은 화학적·물리적 손상을 일으키게 됩니다. 그 결과 통증, 상처 회복 지연, 시력 회복 지연, 상피 벗겨짐, 염증 등의 문제가 생기는 것입니다.

시력을 교정하기 위하여 각막을 제거하는 과정에서는 문제가 생길 가능성이 거의 없는 반면 2day라섹에서는 전혀 필요가 없는 각막 상피를 제거하는 과정에서의 문제로 고생하거나 부작용이 생긴다면 환자분 입장에서는 쉽게 받아들이기 힘든 결과일 것입니다.

그러므로 라식·스마일 라식·라섹 수술 전에 꼭 여쭈어보세요.

이 병원에서 2day라섹이 가능함에도 다른 수술을 권하는 것인지, 아니면 2day라섹을 시행하지 못하기 때문에 다른 수술을 권하는 것인가를 확인하도록 하세요.

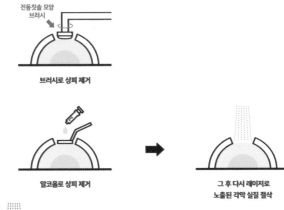

일반 라섹

전동칫솔 모양
브러시

브러시로 상피 제거

알코올로 상피 제거

그 후 다시 레이저로
노출된 각막 실질 절삭

No Touch 수술
레이저로 상피 일부분 제거 후 안과기구를 사용하여 나머지 상피 제거

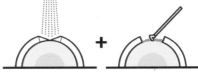

2day라섹

원스텝 레이저로
각막 상피와 각막 실질 구분 없이 안경 모양으로 절삭

투스텝 올레이저 수술과
2day라섹은 완전히 다른 수술입니다

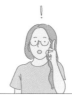

기존의 라섹 수술은 안경 모양으로 각막 실질을 절삭하기 위해서 반드시 상피를 제거하는 과정이 필요합니다.

시력 교정 수술에서 상피 제거 방법은 40년의 긴 역사를 가지고 있습니다. 40년 전인 1980년대에 처음 엑시머 레이저라는 수술 방법이 도입되었을 당시에는 전동칫솔과 같은 브러시를 이용하여 상피를 제거한 후 각막 실질을 안경 모양으로 절삭하여 시력을 교정하였습니다.

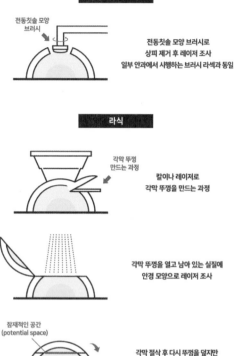

엑시머 레이저

전동칫솔 모양
브러시

전동칫솔 모양 브러시로
상피 제거 후 레이저 조사
일부 안과에서 시행하는 브러시 라섹과 동일

라식

각막 뚜껑
만드는 과정

칼이나 레이저로
각막 뚜껑을 만드는 과정

각막 뚜껑을 열고 남아 있는 실질에
안경 모양으로 레이저 조사

잠재적인 공간
(potential space)

각막 절삭 후 다시 뚜껑을 덮지만
잠재적인 공간은 영원히 존재하게 된다

그 후 2000년, 알코올을 이용한 상피 제거 방법이 고안되어 알코올을 이용해 상피를 제거하는 라섹 수술이 대세로 자리 잡았습니다.

2000년 중반, 기존의 물리적(브러시), 화학적(알코올) 상피 제거 방법의 단점을 극복하고자 '노터치(No touch) 수술'로 불리는 레이저를 이용한 상피 제거 방법이 개발되었습니다.

노터치 수술은 수술 시 발생할 수 있는 오차를 예방하기 위해 첫 번째 단계로 레이저로 일부분의 상피만을 제거한 후, 두 번째 단계로 남아 있는 상피를 기구를 이용하여 제거하는 두 단계의 번거로운 과정을 거쳐야 했습니다. 이러한 과정 후에 레이저를 이용하여 안경 모양으로 각막 실질을 다시 절삭합니다. 우리가 알고 있는 투스텝(Two-step) 올레이저 수술 방법입니다.

당시의 기술로는 다양한 상피 두께를 가진 환자의 각막 상태를 반영하여 수술하는 것이 불가능하였기 때문에 노터치 수술은 긴 수술 시간, 부정확한 수술 결과라는 오명을 남기고 1~2년이 지나 완전히 사라지게 되었습니다.

레이저로 상피를 제거하여 각막 손상을 최소화할 수 있다는 개념은 무척 신선했지만 당시는 장비 기술력과 해부학적인 연구가 이를 뒷받침해 주지 못했기 때문에, 실제적으로 노터치 수술은 최종적으로 안과기구를 이용하여 각막 상피를 제거해야 해서 한계가 명확했습니다.

이름만 올레이저 수술이었고 실제로는 안과기구를 이용한 상피 제거 방법이었으므로 당연히 다른 방법에 비하여 경쟁력이 떨어질 수밖에 없어 운명을 다하게 된 것입니다. (안타까운 것은 이미 사라진 이러한 형태의 수술 방법이 최근 다시 2day라섹의 대중화에 편승하여 **2day라섹**이라는 유사한 이름으로 부활했다는 사실입니다. 이러한 투스텝 방식의 올레이저 수술은 일반 라섹과 동일한 개념이므로 2day라섹의 장점을 구현할 수 없습니다.)

결론적으로 상피를 제거하는 방법에 차이가 있지만 브러시, 알코올,

레이저를 이용하여 시력 교정에 불필요한 상피를 제거한 후 안경 모양으로 각막을 절삭하는 수술 방법을 저는 총괄해서 '일반 라섹'이라고 부릅니다.

하지만 2day라섹은 이러한 일반 라섹과는 완전히 다른 개념의 수술 방법입니다. 그렇기 때문에 동일한 눈을 수술 시 절삭량을 줄일 수 있으며, 눈부심도 개선할 수 있는 것입니다. 또한 지금은 사라진 투스텝 방식의 올레이저 수술 방법인 '노터치 수술'과도 완전히 다른 수술 방법입니다.

2day라섹은 이전 일반 라섹이 가지고 있던 '상피 제거 + 각막 실질 절삭'이라는 두 단계의 과정과는 확연하게 다른 오로지 '하나의 각막 절삭 과정'만으로 시력을 교정하는 수술 방법입니다.

이전 라섹 수술 방법은 모든 방법이 각막을 상피와 실질로 분류하여 상피를 제거한 후 실질을 절삭하여 시력을 교정하는 방법이었습니다. 하지만 미래의 수술 방법은 각막을 상피와 실질로 분류하지 않고 각막을 하나의 구조로 인식하여 안경 모양으로 절삭한 후 수술을 종료하는 2day라섹과 같은 방법으로 발전할 것입니다.

이러한 수술 방법의 발전으로 상피 제거를 위하여 불필요하게 눈에 가해졌던 물리적(브러시), 화학적(알코올) 스트레스로 인한 손상을 피할 수 있게 되었습니다. 굳이 비교할 필요도 없지만, 이전 투스텝 올레이저 수술이 가지고 있던 수술 결과의 부정확성 및 장시간 수술로 인한 불편함으로부터도 해방될 수 있게 되었습니다.

2day라섹은 2011년 제106회 대한안과학회 및 한중일학회에서 이오스안과가 국내 최초로 공식 소개 발표한 이래 지속적으로 발전해 온 아마리스 원스텝 올레이저 라섹을 기본으로 하는 수술 방법으로, 수술에 대한

이해도를 높이기 위해 '2day라섹'으로 부른다고 이해하셔도 됩니다.

지난 10년간 끊임없는 연구와 발전을 거듭한 2day라섹은 단순히 2일 만에 보호용 렌즈를 제거하는 개념이 아니라 지난 1980년대부터 지속적으로 발전해 온 시력 교정 수술의 역사에서 엑시머레이저 → 라식 → 라섹 그 이후를 대체할 수 있는 제4의 수술 개념으로 제 자신은 접근하고 있습니다.

1980년대	1990년대	2000년대	현재
엑시머레이저	**라식**	**라섹**	**2day라섹**

일반 라섹과 2day라섹을 예를 들어 설명해 보겠습니다.

요리하는 것을 각막 실질을 절삭하여 시력을 교정하는 것으로, 부엌문이 잠겨 있는 것을 각막 상피 제거로 비유해 보겠습니다.

우리가 요리를 하기 위해 부엌에 들어가는데 부엌문이 잠겨 있습니다.

이 경우 사실은 요리를 하는 것이 주목적인데 우리는 시간과 열정을 잠긴 부엌문을 억지로 열거나 부수고 들어가기 위해서 사용해야 합니다. 사실은 요리하는 과정이 핵심인데 주객이 바뀌어 부엌문을 여는 과정이 더 심각하고 중요한 과정이 되어버린 꼴입니다.

이제는 식사 준비를 하기 위해서 잠긴 부엌문을 여는 과정과 요리를 하는 두 가지 과정이 똑같이 필요해진 것입니다.

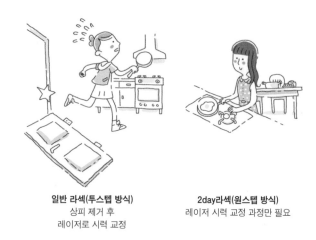

일반 라섹(투스텝 방식)
상피 제거 후
레이저로 시력 교정

2day라섹(원스텝 방식)
레이저 시력 교정 과정만 필요

일반 라섹 수술도 각막을 안경 모양으로 절삭하는 과정만 필요한데, 현실적으로는 이를 위해서 각막 상피를 반드시 제거하는 과정이 추가될 수밖에 없고 결국 상피를 제거하는 과정에서 불편함과 부작용이 뒤따르는 어처구니없는 일이 생기게 됩니다.

만약 부엌문이 열려 있어 부엌에 아무 수고 없이 들어갈 수만 있다면 우리는 시간을 절약하고 요리에만 집중할 수 있을 것입니다.

라섹 수술 시에도 상피 제거 과정이 반드시 필요한 일반 라섹과는 근본적으로 다른 2day라섹처럼 상피 제거 과정이 필요 없다면 우리는 오롯이 각막 절삭 과정에만 역량을 집중할 수 있고 당연히 수술 시간도 절반 이상 단축할 수 있습니다.

2day라섹이 지금까지 보여준 놀라운 임상 결과는 이렇게 수술 방법에 대한 접근 방법을 근본적으로 다르게 했기 때문에 성공할 수 있었다고 생각합니다.

이제 2day라섹은 이것만이라도 꼭 기억하세요.

2day라섹은 일반 라섹 중 하나의 수술 방법이 아니라, 기존 수술 방법이 '원 플러스 원 과정'이 필요하다면, 하나의 과정만으로 단순화시킨 발전된 수술 방법이라는 사실입니다.

2day라섹은 어떤 과정을 거쳐 만들어졌나요?

❖ **국내 최초로 2day라섹을 개발한 이오스안과**

'2day라섹'이라는 명칭은 제가 2012년도에 처음 생각해 내어 그 후로 계속 사용하고 있지만 상표 등록이 되어 있지 않기 때문에, 어느 안과에서 든 원하면 본인의 수술 방법을 '2day라섹'이라고 부를 수 있습니다.

❖ **제가 정의하는 '진정한 의미의 2day라섹'이란?**

수술 방법의 차이

2day라섹은 아마리스 레드 레이저를 이용하여 각막 상피와 실질 구별

없이 원스텝의 레이저 조사로 시력을 교정하는 새로운 방식의 원스텝 올레이저 라섹 수술 방법입니다. 여기서 새로운 방식이란 이전의 투스텝 방식의 올레이저 라섹(노터치 라섹)과 구별되는 것으로 각막 상피와 실질의 구별 없이 원스텝 방식으로 시력을 교정하는 것을 의미합니다.

이 방식은 2010년 슈빈트사가 최초로 개발한 이래, 2020년 현재까지도 슈빈트사의 아마리스 레이저 장비만이 유일하게 구현 가능한 수술 방법입니다.

수술 결과의 차이

'수술 후 2일 만에 상처가 회복되므로 보호용 렌즈를 제거하여 빠른 일상생활로 복귀가 가능함'을 구현하는 것이 핵심입니다.

2day라섹은 일반 라섹과 비교 시, 2배 빠른 시력 회복 속도를 보여 수술 1~2주 후에는 평균 0.8 이상의 나안시력 경과를 보여주어야 합니다.

이러한 새로운 방식과 일반 라섹과는 구별되는 수술 결과에 대한 설명 없이 단순히 이름만 '2day라섹'이라고 명명한 수술을 충분한 검토 없이 받는 경우 수술 후 위와 다른 경과가 예상되므로 반드시 주의가 필요합니다.

2010년 처음 아마리스 레이저 제작사인 슈빈트사로부터 이 수술 방법을 제안받았을 때, 기존 라섹의 단점을 해결할 수 있는 좋은 수술이라고 생각했지만 그 당시는 결과 및 안정성이 충분히 검증되어 있지 않은 상태였습니다.

그래서 우선적으로 콘택트렌즈 부작용이나 혼탁 등으로 라식·라섹이 불가능한 환자분들에게 선별적으로 수술을 시행하였습니다.

그런데 이 수술을 시행받은 분들이 오히려 일반 라섹을 시행받은 경우보다 상처나 시력 회복이 더 빠르고 환자분들의 만족도가 높은 결과를 보여주었습니다. (처음에는 이런 결과가 몹시 당황스러웠습니다.)

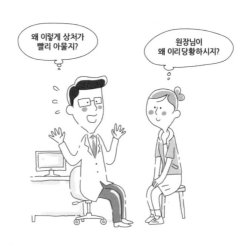

❖ 2day라섹 연구 1단계: 2010~2012년

그래서 2010년부터 본격적으로 이 수술 방법을 연구하기 시작하였습니다.

우선 일반 라섹과 비교하여 수술 안전성과 시력 교정 효과의 유효성에 대한 연구를 시행하였는데, 1년 만에 매우 훌륭한 연구 결과를 얻었고, 이 결과를 2011년 대한안과학회 및 한중일학회, 2012년 밀라노 유럽굴절학회에 공식 보고했습니다.

당시에는 새로운 이 수술 방법의 명칭에 대하여 많은 고민을 하였는데 처음에는 의학 명칭인 '트랜스 PRK 수술'을 사용하였습니다. 하지만 이름이 너무 어려워 많은 고민과 회의를 거친 결과 수술 2일 후 보호용 렌즈를 제거한다는 의미에서 쉽게 '2day라섹'으로 부르기로 결정하였고, 2012년 6월 처음으로 이오스안과 홈페이지에 '2day라섹'이라는 이름을 공식적으로 사용하였습니다.

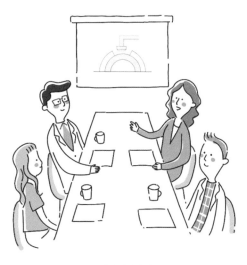

2day라섹 네이밍 회의

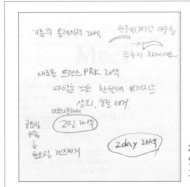

2011년 연구 개발 당시 병원 회의 정리장에 적혀 있는 기록, 이때 최초로 2day라섹이라는 명칭을 고려합니다.

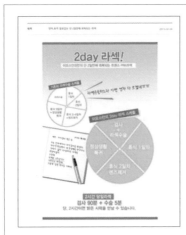

2012년 홈페이지에 처음으로 2day라섹이라는 명칭을 공식적으로 사용했습니다.

2012년 이오스안과 홈페이지에 최초로 2day라섹에 대한 내용을 실었습니다. 2013년에는 라식·라섹이 절대 불가능한 '각막 질환'이나 '지속성 상피결핍증' 환자들을 대상으로 2day라섹을 시행하여 시력 교정 및 질환 치료라는 두 가지 성공적인 성과를 이루어내었으며, 이 결과를 2013년 대한안과학회에 보고했습니다.

❖ 2day라섹 연구 2단계: 2013~2014년

2013년부터는 2단계 연구 과제로 '2day라섹'이 일반 라섹과 비교하여 상처 회복과 시력 회복 속도가 빠르다는 수술 편의성에 관련된 연구를 진행하여, 상처 회복은 30%, 시력 회복은 2배 빠른 연구 결과를 수학적 공식으로 증명하였습니다.

이런 결과를 2014년 대한안과학회 및 런던 유럽굴절학회에 결과가 채택되어 보고했습니다.

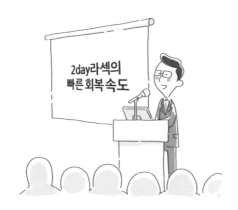

2014년 제111회 대한안과학회 및 한중일학회 학술대회에서
2day라섹의 빠른 회복 속도에 대해 발표 중인 오정우 원장

❖ 2day라섹 연구 3단계: 2015년

2015년부터 3단계로 '2day라섹' 시 각막 절삭량을 최소화하여 수술 안전성을 개선하는 연구를 지속하였고, 각막 최소화 절삭 프로그램을 개발, 2015년 대한안과학회와 한중일학회에 연속으로 발표하였습니다.

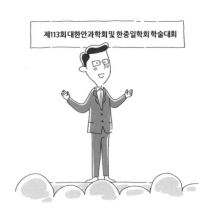

제113회 대한안과학회 및 한중일학회 학술대회

❖ 2day라섹 연구 4단계: 2016년

또한 2016년부터는 4단계로, 2day라섹 시 라식·라섹과 비교하여 수술 후 눈부심을 개선하고 선명도를 향상시키는 연구를 시행하여 이와 같은 연구 성과로 2016년 대한안과학회에서 학술상을 수상했습니다. 그동안의 노력이 공식적으로 인정받는 순간이었습니다.

이 연구 진행 중 '2day라섹'이 일반 라섹과 비교 시 '동일 절삭 면적으로 절삭 시 절삭량을 7% 정도 감소시키는 효과가 있다'는 연구 결과도 부가적으로 밝혀내게 되었습니다.

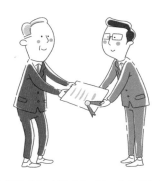

2016년 제116회 대한안과학회에서 눈부심 개선, 선명도 향상 연구 결과로 학술상 수상

❖ 2day라섹 연구 5단계: 2017~2019년

그리고 2017년부터는 '8디옵터 이상의 초고도 근시 환자를 대상으로 한 '2day라섹의 종합적인 분석 결과'에 대한 연구를 시작하여 초고도 근시 환자의 경우 일반 라섹에 비하여 더 우수한 수술 결과를 보인다는 사실을 증명하였습니다.

이러한 결과를 2017년 제118회 대한안과학회에 보고 발표했으며, 그 이듬해인 2018년에는 연구를 더 발전시켜 절삭량 정확도를 98.8%까지

끌어올리는 프로그램을 개발하여 각막 절삭량 감소, 정확성 향상이라는 목표를 구현한 '2day라섹^{zero}' 프로그램을 개발, 현재 활발하게 시행 중입니다.

이러한 결과를 2018년 제120회 대한안과학회, 2019년 파리 유럽굴절학회에 공식 채택 발표했습니다.

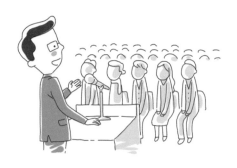

❖ 현재의 '2day라섹'을 완성하기까지…

지난 10년간 하루하루 진심으로 최선을 다하다 보니 그 긴 시간이 눈 깜짝할 사이에 지나갔습니다.

다른 안과에서도 진정한 의미의 '2day라섹'을 구현하고자 한다면 적어도 이 정도의 시간이 필요할 것입니다. 이것이 이름뿐인 '2day라섹'은 가능하지만 짧은 기간 동안에 '진정한 의미의 2day라섹'이 현실적으로 불가능한 이유입니다.

디터 람스라는 전설적인 디자이너가 주장하는 디자인 원칙은 Less, But Better(더 간결하게, 그러나 더 좋게)입니다. 제 생각에는 2day라섹도 Simple, But Better(더 단순하게, 그러나 더 좋게)라는 원칙을 가지고 지금도 계속 발전해 가고 있다고 생각합니다. ('더 좋다'는 것은 다른 라식·스마일 라식·일반 라섹과 비교하여 더 안전하고, 더 편안하고, 더 예측 가능하다는 의미입니다.)

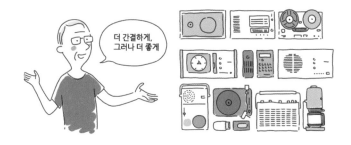

다른 안과 의사는 왜 2day라섹을 못 하나요?

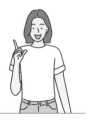

"다른 안과에서는 왜 2day라섹을 못 하나요?" 환자분들이 자주 물어보시는 질문입니다.

'2day라섹'은 독일 슈빈트사에서 개발한 아마리스 레드 레이저를 이용한 원스텝 올레이저 수술 방식을 기본으로 하여 이오스안과에서 개발한 최소 절삭 프로그램과 스마트펄스 기술이 결합된 수술 방법입니다.

2day라섹이 가능하려면, 첫째, 반드시 아마리스 레드 레이저가 있어야 합니다. (아마리스 500E, 아마리스 750RS 기종으로도 원스텝 올레이저 수술이 가능하지만, 레이저 조사 속도가 느리기 때문에 이런 기종의 아마리스 레이저 장비를 이용한 2day라섹은 권하고 싶지 않습니다.)

아마리스 레이저가 개발되어 아시아 최초로 이오스안과에 도입된 지

벌써 12년이 지났지만, 아직도 원스텝 방식의 올레이저 수술이 가능한 장비는 슈빈트사의 아마리스 레이저뿐입니다.

또한 올레이저 수술은 오직 레이저만으로 각막 상피와 실질을 동시에 제거하는 수술 방식인 만큼 최소 사이즈 레이저 빔과 이를 지원할 수 있는 매우 빠른 레이저 조사 속도, 그리고 매우 빠른 안구 추적 장비가 반드시 동반되어야 하는데 아직까지 이러한 수준에 도달한 장비는 아마리스 레드 레이저뿐입니다. (그래서 개발된 지 5년이 지났지만 아직도 레이저 가격이 타 장비의 2배 가까운 고가입니다.)

둘째, 국내에 이미 35대의 아마리스 레드 레이저 장비가 도입(2020년 8월 현재)되었지만(이 중 3대는 이오스안과 도입) 아마리스 레드를 보유한 다른 안과에서 2day라섹을 시행하지 못하는 이유는, 2day라섹으로 완벽한 결과를 도출하기까지는 굉장히 오랜 기간 시행착오를 거쳐야 하기 때문입니다.

이전에 없던 수술 방법이 개발되어 완전한 수술법으로 자리 잡으려면 수술 안전성과 시력 교정 안정성(시력 교정 효과가 장기적으로 유지되는 것)이 우선적으로 검증되어야 합니다. 그 후 상처 회복 속도, 시력 회복 속도와 같은 편의성과 절삭 면적에 대한 정확성이 검증되어야 합니다. 마지막으로 가장 중요한 절삭량의 정확성에 대한 연구가 검증·완성되어야 합니다.

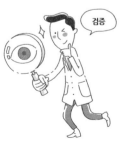

저희 이오스안과에서도 이 모든 연구를 완성하는 데 6년 가까운 긴 시간이 걸렸고, 지금은 저희 나름대로의 완벽한 매뉴얼을 가지고 2day라섹을 시행하고 있기 때문에 2day라섹을 시행받는 환자분들이 좋은 수술 결과를 얻을 수 있습니다.

이러한 매뉴얼을 바탕으로 2016년 이래 지금까지 4년간 '정확하게 수술 2일 만에 렌즈를 제거한 케이스'가 17,000케이스에 이르고 있습니다.

먼 미래에 다른 안과에서도 아마리스 레드 레이저를 가지고 최소 절삭 프로그램 등의 정확한 매뉴얼을 만들 수 있다면 2day라섹이 가능한 날이 올 것으로 생각합니다.

하지만 저희처럼 많은 실패와 시행착오를 겪고 해결하면서 발전시켜야 하므로 가까운 시일에 다른 안과에서 이름만 2day라섹이 아닌 진정한 의미의 2day라섹을 시행하는 모습을 보기는 쉽지 않을 것입니다.

2day라섹을 시행한 지 10년이 지났지만 "2day라섹 받으면 2일 만에 상처가 회복되는 것이 정말 가능한가요?"라는 질문이 반복되는 현실이 안타까운 이유에 대해 말씀드리겠습니다.

이오스안과는 10년 전인 2010년부터 2day라섹을 시행해 오고 있으며, 2day라섹과 관련된 연구 결과를 지속적으로 발표하고 있습니다. 시력 교정 수술을 고려하고 있는 분들에게 이러한 2day라섹의 시행과 발전은 수술의 안전성과 편의성 등 다양한 면에서 좋은 혜택임에 틀림없습니다.

하지만 아직까지도 많은 안과에서 라섹 수술 1주일이 지난 후에야 보호용 렌즈를 제거하고 있는 현실을 감안한다면, 타 안과에게는 2day라섹의 등장과 발전이 시기와 미움의 대상이 될 수 있음을 또한 잘 알고 있습니다. 그동안 저희 안과를 대상으로 많은 음해가 있었음을 부인하고 싶지 않습니다.

본격적으로 2day라섹이 알려지기 시작한 2015년경에는 이미 5년 전부터 시행하고 있던 2day라섹에 대하여 경쟁 안과로 의심되는 사람들로부터 '2day라섹이 허위 같다'는 신고가 여러 번 접수되어 2day라섹의 진위 여부를 가리기 위해 2회 보건소 실사를 받았으며, 그때마다 2day라섹을 실제 시행하고 있음을 확인하였습니다. (그런데 이미 수천 명이 수술받았고, 실제 수술 후 2일 만에 렌즈를 제거하고 있었으므로 소명할 것도 없었습니다.)

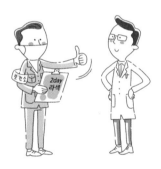

지금도 네이버 지식인 검색에 2day라섹 관련하여 다른 안과 의사분 답변 내용을 보면 '라섹 수술 후 2일 만에 렌즈를 제거하는 것은 불가능하고 2day라섹은 단지 광고일 뿐이다'라는 답변이 다수 존재하는 현실이 안타깝습니다.

2day라섹은 기존 라섹보다 시력 회복 속도가 2배 빠르고, 상처 회복 속도는 30% 빠르므로 일상생활로의 빠른 복귀를 기대할 수 있습니다.

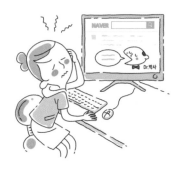

유사 2day라섹과 진짜 2day라섹 구별 방법

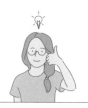

❖ 진정한 의미의 2day라섹:
   2일 만에 상처가 회복되어 보호용 렌즈 제거

  10년 전 '라섹 수술 2일 만에 상처가 회복되어 렌즈를 제거한다'고 처음 학회에 보고 발표했을 때 주변 안과 의사들은 믿지 않았습니다. 일부 안과에서는 허위 및 과장 광고를 한다고 보건소에 여러 차례 고발하기도 했습니다.

  하지만 하루하루 진심과 정성으로 2day라섹의 완성도를 높이기 위하여 혼신의 노력을 다하다 보니 어느덧 10년이란 세월이 지났습니다. 10년이라는 세월은 제 머리카락도 하얗게 변하고, 이마에 주름살도 제법 생길 정도로 결코 짧지 않은 시간이었습니다.

10년이 지나 이제는 '2day라섹'이 하나의 공식적인 수술 방법으로 자리 잡았고 오히려 많은 안과에서 2day라섹을 한다고 광고를 하고 있습니다. 오히려 요즘에는 저희 이오스안과의 2day라섹을 모방하는 유사 2day라섹 때문에 피해를 보는 상황입니다.

저희 이오스안과가 '진정한 의미의 2day라섹'이라고 정의하고 시행하는 수술은 아마리스 레드 레이저를 이용하여 각막 상피, 실질 구별 없이 원 스텝의 레이저 조사로 시력을 교정하는 새로운 방식의 올레이저 라섹 수술 방법을 말합니다.

또한 수술 결과에서 '라섹 수술 후 2일 만에 상처가 회복되어 보호용 렌즈를 제거하여 일상생활로의 빠른 복귀가 가능함'이 핵심입니다. 일반 라섹과 비교 시, 2배 빠른 시력 회복 속도를 보여 수술 1~2주 후에는 평균 0.8 이상의 나안시력 경과를 보입니다.

2day라섹이 가진 여러 장점 중에서 특히 '빠른 상처 회복 속도를 보이는 결과'는 일반 라섹 시행 후 이름만 2day라섹이라 붙이고, 4~7일 후 렌즈를 제거하거나 무리하게 렌즈를 제거한 후 다시 벗겨지는 현상으로 환자분을 고생시키는 흉내만 내는 유사 2day라섹과는 구별되는 가장 큰 장점입니다.

❖ 유사 2day라섹의 양상(이오스안과 원스텝 2day라섹 기준)

유사 2day라섹 케이스: 일반 라섹을 한 경우

수술 2일째 상처가 회복되어 렌즈를 제거하는 게 아니라, 렌즈만 교환해 주고 2day라섹이라 칭하는 경우

일반 라섹 시행 후 수술 2일째 보호용 렌즈를 착용한 채 약간의 정상생활이 가능한 상태를 2day라섹이라 칭하는 경우

일반 라섹 시행 후 상처가 덜 아물었는데도 무리하게 수술 2일 만에 렌즈를 제거하여 다시 벗겨지는 현상이 생겨 다시 렌즈를 착용해도 2day라섹이라 칭하는 경우

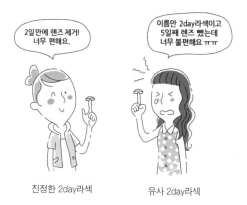

진정한 2day라섹　　　　유사 2day라섹

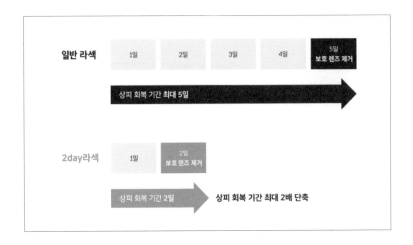

유사 2day라섹 케이스: 투스텝의 올레이저 라섹을 한 경우

이오스안과의 2day라섹은 2010년부터 아시아 최초로 이오스안과에서 시행한 새로운 방식의 올레이저 라섹 수술을 기반으로 합니다. 새로운 방식이란 이전의 투스텝 방식의 올레이저 라섹(노터치 라섹)과 구별되는 각막 상피와 실질의 구별 없이 원스텝 방식으로 시력을 교정하는 것을 의미합니다. 2010년 슈빈트사가 최초로 개발한 이래, 2020년 현재까지도 슈빈트사의 아마리스 레이저 장비만이 유일하게 구현 가능한 수술 방법입니다.

일부 안과에서는 현재 거의 사용하고 있지 않은 이전 투스텝 방식의 올레이저 라섹(노터치 수술)을 2day라섹이라는 이름으로 광고하고 있습니다.

투스텝 방식의 올레이저 라섹은 2000년대 중반 '노터치(No touch) 수술'이라는 이름으로 시행되었으나 수술 방법이 번거롭고 부정확하여 기존 일반 라섹과 비교 시 큰 장점이 없다는 이유로 최근에는 잘 시행하지 않는 방법입니다.

투스텝 방식 올레이저 라섹(=노터치 라섹)의 수술 과정을 소개하면 다음과 같습니다.

① 레이저로 각막 상피 일부분 제거
② 브러시나 블레이드로 남은 각막 상피 확인 제거
③ 레이저로 다시 각막 실질 절삭하여 시력 교정

반면, 이오스안과의 원스텝 2day라섹의 수술 과정은 간단합니다.

① 각막 상피와 실질의 구별 없이 원스텝의 레이저 조사만으로 상피 제거와 시력 교정을 동시에 실현함

유사 2day라섹 케이스: 각막강화술, 양막이식과 같은 추가적인 시술이 반드시 필요한 경우

이오스안과의 원스텝 2day라섹은 2일 만에 상처가 회복되므로 보호용 렌즈를 제거하기 위하여 각막강화술, 양막이식 같은 추가적인 시술을 반드시 할 필요는 없습니다. 예외적으로 수술의 안전성이 100% 확보되지

않는 경우에만 유일하게 FDA 승인을 취득한 일회용 약제를 사용하는 엑스트라(Xtra) 시술을 추가할 수 있습니다.

이오스안과의 '원스텝 2day라섹'이 보여준 빠른 상처 회복, 빠른 일상생활로의 복귀, 시력 안정성, 선명도 개선 등의 연구 결과는 지난 10년간 끊임없이 진심으로 한 가지 수술 방법의 발전에만 매진한 이오스안과 연구진의 성과물입니다.

이러한 성과는 '아마리스 레이저를 이용한 원스텝 2day라섹'을 기반으로 하는 훌륭한 연구 결과이므로 다른 레이저 장비를 사용한 수술이나, 투스텝 방식의 올레이저 라섹 수술과는 확연하게 구분됩니다. 또한 이름만 동일한 유사 2day라섹은 이러한 공식적인 연구 결과가 없으므로 수술 결과를 보증할 수 없습니다.

이오스안과는 유사 2day라섹과의 구별을 위해 2day라섹 인증카드와 인증서를 발급해 드리고 있습니다. 2day라섹 인증서는 2day라섹 인증사이트에서 확인할 수 있습니다.

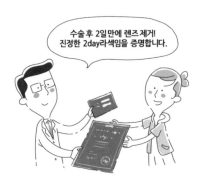

수술 후 2일 만에 렌즈 제거!
진정한 2day라섹임을 증명합니다.

사실 지난 10년간 지금의 2day라섹을 완성하기까지 저는 많은 실패와 좌절을 경험하였습니다. 초기에는 한동안 수술을 중단한 적도 있습니다. 전구를 만들기 위하여 수많은 실패를 경험했던 에디슨은 이렇게 말했다고 합니다.

"나는 실패한 적이 없다. 그저 1만 가지의 잘 안 되는 방법을 알아냈을 뿐이다."

어느 책에서 읽은 것처럼 결국 성공이란 '성공할 때까지 계속 시도하는 것'이었습니다. 만약 제가 그때 포기했더라면 2day라섹은 실패로 남았을 것이고, 지금의 2day라섹은 존재할 수 없었을 것입니다.

하지만 저는 아무리 실패해도 포기하지 않고 제가 원하는 결과가 나올 때까지 진심을 가지고 계속 연구에 정진하여 지금의 완성된 2day라섹을 만들었습니다. 그간의 실패와 좌절은 모두 지금의 성공을 위해 거쳐야 할 소중한 과정이었습니다.

이름은 모방할 수 있어도 결과를 모방할 수는 없습니다.

꼭 이오스안과의 2day라섹인지 확인하세요!

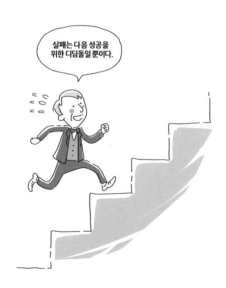

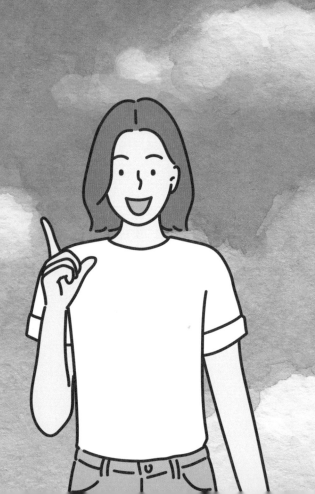

Part 2

다른 수술이
불가능해도
2day라섹은
가능한가요?

2day라섹 사용설명서

각막 흉터:
각막 흉터가 있는 경우 적합한 시력 교정술은?

심각한 각막 흉터가 있는 환자분이 각막을 이용한 수술로 안경을 벗고자 하는 경우, 라식 · 스마일 라식 · 일반 라섹 · 2day라섹 중 무엇이 가장 적합한 시력 교정술인지 알아보도록 하겠습니다.

아래 사진은 22세 남자분으로, 어렸을 때 안경이 깨져 유리 파편에 각막의 여러 부분이 부분적으로 찢기면서 다발성 각막열상으로 인한 3개 이상의 각막 흉터가 관찰됩니다.

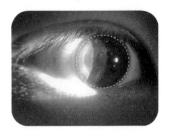

안구 파열이 되지 않고 약 1/3에서 1/2 두께로만 손상이 있었던 것이 거의 기적이라고 감사드리며, 만약 여러 손상 중 하나라도 전체 각막 파열이 있었으면 실명했을 것으로 짐작됩니다.

이러한 각막 상태에서는 라식이나 스마일 라식은 각막 뚜껑을 만들거나 렌티클(각막 조각)을 만드는 과정에서 각막 조직이 찢겨나갈 가능성이 매우 높기 때문에 절대 불가능하며, 일반 라섹도 매우 조심스럽게 수술은 가능하지만, 각막 상피를 벗겨내는 과정에서 기존의 열상 흉터가 다시 벗겨지게 되거나 흉터만 떨어져 나간다면 심한 난시를 유발할 수 있으므로, 이런 위험 부담을 안고 수술하기를 권하지 않습니다.

하지만 상피를 인위적으로 벗기지 않는 원스텝 올레이저 수술을 기본으로 하는 2day라섹은 흉터 유무와 무관하게 흉터를 포함한 각막을 단순히 레이저로 깎아내어 안경 모양으로만 만들면 수술 과정이 끝나고 원하는 시력을 얻게 되므로, 이와 같이 심각한 각막 흉터가 있는 환자분도 안전하게 좋은 결과를 기대할 수 있습니다.

심각한 각막 흉터가 있었던 환자분에게 2day라섹 수술을 시행한 후 경과 관찰한 실제 사례를 설명드리겠습니다.

수술 전 각막 사진

위쪽 각막 1/2 두께의 흉터, 가운데 직선 모양으로 1/4 두께의 긴 흉터 중 가운데 긴 흉터는 2day라섹 시 시력 교정과 함께 제거될 예정입니다.

아래쪽 각막1/3 두께의 열상 흉터

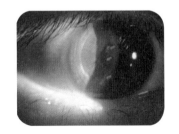

중 광학부에 포함되는 부분은 일부 제거될 것으로 기대됩니다.

2day라섹 수술 직후 각막 사진
수술은 특별한 문제 없이 잘 마쳤으며, 수술 후 부분적으로 흉터가 개선된 양상이 관찰됩니다.

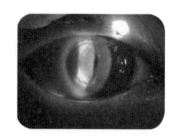

수술 1주일 후 각막 사진
수술 1주일 후 우안 1.0, 좌안 1.0, 양안 1.5의 시력을 보이며 흉터가 부분적으로 개선되고, 염증이 없는 안정적인 각막 모습이 관찰됩니다.

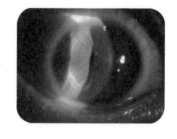

위의 환자처럼 각막 흉터 외에도 지속적 상피결핍증 등 각막 질환이 있거나, 혈우병 등의 전신 질환을 가진 환자분의 경우 각막을 이용한 가장 적합한 시력 교정 수술은 2day라섹입니다. (지속적 상피결핍증과 각막 질환에 대한 저의 2day라섹 수술의 유용성에 대한 연구 결과는 2013년 제110회 대한안과학회에 공식 채택되어 발표된 바 있습니다.)

초고도 근시:
초고도 근시 환자분을 위해 개발한
상피 두께 맞춤형 시스템, 2day라섹^{zero}

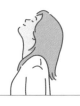

❖ '상피 두께 맞춤형 시스템'이란?

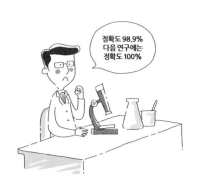

정확도 98.9%
다음 연구에는
정확도 100%

상피 두께 맞춤형 시스템은 제가 수년간의 연구 끝에 독자적으로 개발하여 시행 중인 '수술 전 정확한 상피 두께 측정 및 측정된 상피 두께만을 정확하게 절삭하는 원스텝 2day라섹 시스템'으로, 현재 활발하게 시행 중인 2day라섹의 수술 정확성과 안전성을 한 단계 업그레이드한 방법입니다.

❖ '상피 두께 맞춤형 시스템'의 필수요소 2가지

안과 광학장비의 발전으로 수술 전 각막 상피 두께의 정확한 측정

이전에는 개인마다 다양한 상피 두께를 정확하게 측정할 방법이 없었지만 2018년 안과 광학장비의 비약적인 발전으로 수술 전 상피 두께를 정확하게 계측하게 되었습니다.

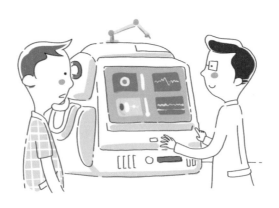

측정된 각막 상피 두께를 세분하여 설정, 정확하게 필요한 두께의 상피만 제거

이전 아마리스 레드보다 더 세밀해진 'NEW 아마리스 레드 엑시머 레이저'를 이용하여 예측된 각막 상피만을 정확하게 제거합니다.

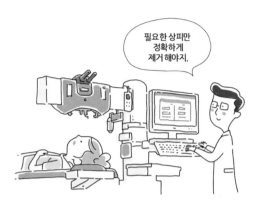

NEW 아마리스 레드로 정확한 상피 두께 제거 가능

이러한 시스템의 개발로 이제는 개인마다 다양한 상피 두께를 수술 전에 정확하게 측정하여, 수술 시 오차를 줄이는 기술이 완성된 것입니다. 이런 검사 및 수술 과정을 '수술 전 정확한 상피 두께 측정 및 측정된 상피 두께만을 정확하게 절삭하는 시스템'(이하 '상피 두께 맞춤형 시스템)이라고 부르게 되었습니다.

또한, 상피 두께 맞춤형 시스템을 적용하여 새로운 2day라섹을 '2day 라섹zero'로 명명하였습니다.

'상피 두께 맞춤형 시스템' 적용으로 절삭량 정확성을 극대화하고, 절삭량을 최소화하려는 2day라섹의 수년간의 노력과 연구가 빛을 발하게 된 것입니다. 특히 절삭량 최소화와 절삭량 정확성이 매우 중요한 초고도근시 대상 2day라섹 시 2day라섹zero 시스템은 더 효과적인 것으로 연구 결과 판명되었습니다.

초고도 근시 환자를 대상으로 한 2day라섹의 유용성 연구는 2018년 서울에서 개최한 제118회 대한안과학회 및 제10회 한중일안과학회 학술대회에서 제가 처음으로 '**초고도 근시 대상 일반 라섹·2day라섹·안내렌즈삽입술 시행 결과**'를 비교 분석한 연구 결과를 발표하여 이미 많은 안과 의사들로부터 주목과 인정을 받았습니다.

이러한 '초고도 근시를 대상으로 하는 2day라섹 수술 연구 결과'를 기초로 하여 더욱 발전시킨 2day라섹^{zero}를 적용한 수술 결과가 프랑스 파리에서 개최한 제37회 유럽굴절학회(ESCRS)에 공식 채택되어 전 세계 안과 의사를 대상으로 공개 발표한 바 있습니다.

유럽굴절학회(ESCRS)는 미국굴절학회(ASCRS)와 함께 시력 교정 수술 분야에서 세계적으로 가장 큰 규모의 학회로 시력 교정 수술 분야에서 새로운 장비 및 수술 방법을 공개하는 자리이기도 합니다.

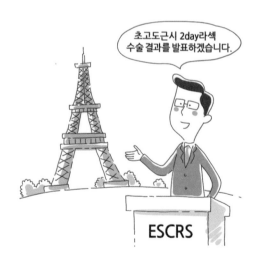

'상피 두께 맞춤형 시스템' 적용 2day라섹^{zero} 공식 연구 결과: 초고도 근시 환자에게 상피 두께 맞춤형 시스템을 적용하여 2day라섹^{zero} 수술을 시행한 경우

① 평균 수술 굴절 정도(근시, 난시 포함, 근시는 -8디옵터 이상)는 -9.41디옵터

② 평균 절삭량 89.53㎛(마이크로미터), 평균 잔여 각막 두께 461.61㎛ (상피 포함)

수술 전 예측 절삭량과 수술 후 실제 절삭량은 통계적으로 유의미한 차이가 없이 98.8%의 정확한 절삭량 결과를 보여주었습니다. 또한 절삭량을 최소화할 수 있는 인자들을 밝혀내었으며, 실제 수술 시 이를 적용하여 실제 절삭량을 감소시켜 수술 안전성을 향상시켰습니다.

Table. Descriptive statistic of overall sample (n=62)

Variable	Mean±Std.Dev.	Median	[Min., Max.]
Age	25.65±5.34	24.00	[19.00, 45.00]
Spherical(D)	-8.88±0.98	-8.70	[-11.00, -7.10]
Cylinder(D)	-1.05±0.81	-0.90	[-3.00, 0.00]
Refractive error(SE)	-9.41±0.91	-9.25	[-11.10, -7.48]
Ablation zone	6.54±0.13		
Ablation depth	133.58±5.98		
Predicted ablation amount	88.58±5.98		
Pre Op. optic zone	5.04±0.12		
Pre Op. cornea thickness	547.85±23.40		
Pre Op. epithelial thickness	48.21±3.01		
Achieved ablation amount	89.53±7.75		
Post Op. optic zone	5.20±0.27	3.20	[4.71, 3.78]
Post Op. cornea thickness	461.61±21.76	466.50	[422.00, 506.00]
Post Op. epithelial thickness	51.50±6.40	52.00	[33.00, 63.00]
Ablation amount error(2018, n=62)	0.95±6.08	1.09	[-12.20, 17.28]
Ablation amount error(2015, n=149)	14.88±9.33	15.34	[-15.01, 44.31]

초고도 근시 연구 결과
평균 근시·난시량 : -9.41디옵터
평균 절삭량 : 89.53㎛
평균 잔여 각막 두께 : 461.61㎛(상피 포함)

C

Table. Descriptive statistic of overall sample

Variable	Mean±Std.Dev.	Mean Difference		t(p-value)
		Mean±Std.Err.	95% C.I	
Predicted ablation amount	88.58±5.98	-0.95±0.77	[-2.49, 0.59]	-1.232 (.223)
Achieved ablation amount	89.53±7.75			

수술 전 예측 절삭량과 실제 절삭량이 통계적인 차이가 없이 정확했다.

Variable	B	p-value	Odds Ratio
Age	-.189	.024*	.828
Spherical(D)	.305	.416	1.357
Cylinder(D)	.794	.081	2.212
Refractive error(SE)	.759	.090	2.135
Pre Op. Cornea thickness	.002	.902	1.002
Pre Op. epithelial thickness	-.448	.011*	.639
Ablation depth	-.162	.043*	.851
Pre Op. optic zone	6.486	.060	655.689
Ablation zone	4.650	.135	104.600
Base curve 6mm	-2.652	.197	.070
Base curve 8mm	-1.178	.315	.308
Ashericity 6mm	1.307	.547	3.693
Ashericity 8mm	.918	.617	2.505
Predicted ablation amount	-.162	.043*	.851
Post Op. optic zone	-.610	.688	.543
Ablation zone error	1.742	.224	5.707
Post Op. cornea thickness	-.019	.224	.981
Post Op. epithelial thickness	-.055	.302	.947
Achieved ablation amount	.412	.002**	1.510

통계적으로 유의한 의미 존재

각막 상피 두께가 1단위 증가할 때마다 절삭량이 큰 경우 **35.8% 감소**

절삭 깊이가 1단위 증가할 때마다 절삭량이 큰 경우 **15.2%씩 감소**

2019년 파리 유럽굴절학회 발표 내용 중에서

초고도 근시:
초고도 근시에게 2day라섹과
안내렌즈삽입술 중 적합한 시력 교정술은?

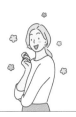

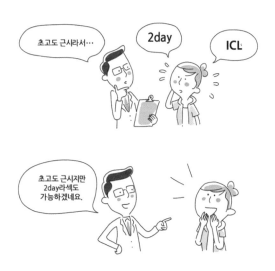

초고도 근시 환자분 중에서 2day라섹을 수술한 환자분과 안내렌즈삽입술(ICL)을 수술한 환자분의 사례를 비교해 말씀드리겠습니다.

❖ -12디옵터 초고도 근시 2day라섹 수술의 경우: 28세 여성 환자분의 검사 결과

근시, 난시 합쳐서 -12디옵터 초고도 근시 환자분(28세 여성)의 검사 결과입니다.

라섹은 눈이 나쁜 만큼 각막을 절삭하여 안경 모양으로 만들어 시력을 교정하는 수술 방법이므로, 눈이 나쁠수록 절삭량이 늘어나 손상량이 증가하므로 수술 결과 많은 불리함을 감수해야 합니다.

시력 및 굴절력 수치

R	0.8^{-2} x -9.25 Ds -2.75 Dc Ax 10
L	0.8^{-2} x -9.50 Ds -2.25 Dc Ax 165=170

검사기록

우세안		OD		
동공크기	R	6.7/7.7	L	6.6/7.5
안압	R	18	L	17
각막두께	R	595	L	592
안축장길이	R	26.74	L	26.93
망막검사	R	정상	L	정상

예를 들어 절삭량이 늘어나면 수술 후 약물 투여 기간, 시력 회복 기간이 오래 걸리고, 절삭량에 비례하여 수술의 정확도가 낮아지므로 초고도

근시의 경우 2차 수술 가능성은 높아지게 됩니다.

또한 안전성을 확보하기 위하여 가능한 한 절삭량을 줄이는 것이 유리하므로 초고도 근시의 경우에는 다른 환자분과 비교해 절삭 면적을 좁게 해야 합니다. 절삭 면적이 좁으면 다른 환자분과 비교하여 수술 후 심한 눈부심 증상을 감수해야 합니다.

이 환자분은 2016년 9월 양안 2day라섹을 시행하였고, 시력 퇴행 및 혼탁을 방지하기 위하여 양안 엑스트라 시술도 함께 시행하였습니다.

5개월 후(2017년 2월 4일) 우안 1.0, 좌안 1.0, 양안 시력 1.5 경과를 보였으며, 5개월 이상 굴절력의 변화가 없어 경과 관찰을 마무리하였습니다.

수술 후 굴절력

일자	SEQ	R/L	SPH	CYL	AXIS
2017-02-04	1	R	+0.25	-1.25	15
		L	-0.25	0.00	

수술 후 안압

일자	SEQ	R/L	IOP	corre IOP	PACHY
2017-02-04	1	R	10.5	12.4	488
		L	10.3	12.2	488

나안시력

일자	SEQ	R/L	나안시력	양안시력	비고
2017-02-04	1	R	1.0		
		L	1.0	1.5	

최종적으로 수술 1년 3개월 후 내원 시에도 시력 변화 없이 우안 1.0,

좌안 1.0, 양안 시력 1.5의 안정적인 경과를 보여주었습니다.

수술 후 굴절력					
일자	SEQ	R/L	SPH	CYL	AXIS
2017-11-04	1	R	-0.50	-0.75	40
		L	-0.50	-0.50	180

수술 후 안압					
일자	SEQ	R/L	IOP	corre IOP	PACHY
2017-11-04	1	R	9.0	11.2	495
		L	10.0	12.1	497

나안시력					
일자	SEQ	R/L	나안시력	양안시력	비고
2017-11-04	1	R	1.0		
		L	1.0	1.5+	

수술 전 각막 두께는 우안 596㎛, 좌안 593㎛였고 수술 1년 3개월 후 각막 두께는 우안 495㎛, 좌안 497㎛였으며, 각막 절삭량은 우안 101㎛, 좌안 96㎛였습니다.

❖ -9디옵터 초고도 근시 렌즈삽입술의 경우:
27세 남성 환자분의 검사 결과

근시, 난시 합쳐서 -9디옵터가 넘는 초고도 근시 환자분(27세 남성)의
검사 결과입니다.

어두운 상태에서 동공이 우안 8.4mm, 좌안 8.3mm로 굉장히 큰 편이
었습니다.

시력 및 굴절력 수치

R	0.9²x -6.50 Ds -1.75 Dc x 15
L	0.9²x -6.75 Ds -2.50 Dc x 165

검사기록

우세안		OD		
큰 동공크기	R	8.4/9.2	L	8.3/9.4
안압	R	14	L	14
얇은 각막두께	R	501	L	513
안축장길이	R	27.98	L	28.07
망막검사	R	정상	L	정상

환자분은 라섹 수술을 강력하게 원하셨습니다. 하지만 단순히 시력
개선의 목적만이 아니라 수술 후 선명도 같은 시력의 질까지 고려해야 했
기 때문에, 난시 교정용 후방 안내렌즈삽입술인 아쿠아 토릭 ICL을 권하

c

였고, 2017년 1월, 양안 난시 교정 ICL을 시술하였습니다.

고도근시 외에 고도난시를 함께 가지고 있었으므로, 수술 전 계측 검사를 두 차례 반복 시행하였고 수술 시에도 난시 교정을 위한 난시축 위치를 꼼꼼하게 시술하였습니다.

수술 후 굴절력

일자	SEQ	R/L	SPH	CYL	AXIS
2017-04-18	1	R	+00.25	-00.50	035
		L	+00.50	-00.75	020

수술 후 안압

일자	SEQ	R/L	IOP	corre IOP	PACHY
2017-04-18	2	R	16.0	17.6	510
		L	15.0	16.4	516

나안시력

일자	SEQ	R/L	나안시력	양안시력	비고
2017-04-18	1	R	1.0		
		L	1.0	1.5	

수술 1개월 후 우안 1.0, 좌안 1.0, 양안 시력 1.5 경과를 보였으며, 3개월 이상 굴절력에 변화가 없어서 2017년 4월 경과 관찰을 마무리하였습니다.

❖ 그렇다면 초고도 근시 환자는 어떤 수술이 가장 적합할까요?

결론부터 말씀드리면, 정답은 없습니다.

하지만 선택을 하는 데 중요한 기준은 있습니다.

우선 환자 본인이 안경을 벗고 일상생활이 가능한 정도의 시력을 원하면서 다른 환자와 비교 시 긴 경과 관찰, 더딘 시력 회복 기간, 높은 2차 수술 가능성을 감수할 수 있다면 2day라섹을 고려하는 것이 맞습니다.

이 경우 수술의 안전성 및 잔여 각막을 더 남기기 위하여 다른 환자와 비교 시 절삭 면적을 줄여서 수술을 하므로, 상대적으로 더 눈부심 현상이 생기는 것을 감수하여야 합니다.

-8디옵터 이상 초고도 근시의 경우 수술 비교표

비교	2day라섹	후방 렌즈삽입술(ICL)
장점	합리적인 비용	빠른 시력 회복
	보다 보편적인 수술 방법	안정적인 시력 유지
	간단한 시술	라섹보다 적은 눈부심
단점	긴 경과 관찰 및 약물 치료 시간	비싼 수술 비용
	더딘 시력 회복 기간	경험 많은 의료진으로부터 시술 필요
	2차 수술 가능성 및 눈부심 현상	렌즈 교환이나 추가 난시축 교정이 필요할 수 있음

하지만 빠른 시력 회복과 변화 없는 안정적인 시력을 원하고, 수술 후 눈부심과 같은 시력의 질이 중요하며, 비용이 부담되지 않는다면 라섹 수술보다는 후방 안내렌즈삽입술이 더 좋은 수술 방법일 수 있습니다.

단 병원마다 많이 하거나 잘하는 수술 방법이 있을 수 있고, 반대로 거의 하지 않거나 다른 병원 결과와 비교 시 결과가 좋지 않은 수술 방법이 있을 수 있습니다. (렌즈삽입술을 못 하는 병원에서는 꼭 렌즈삽입술을 받아야 하는 환자에게도 라섹을 권하는 경우가 가장 흔합니다.)

저희 병원은 각막을 이용한 시력 교정술 중 높은 부작용 가능성 때문에 라식은 거의 권하지 않고 있으며, 안내렌즈삽입술 중에서도 내피세포 손상이나 심각한 염증 반응을 일으킬 가능성이 높은 전방 렌즈삽입술은 개원 이래 단 한 케이스도 시술한 적이 없습니다.

하지만 저희가 주로 시행하는 2day라섹은 이전에 발표한 것처럼 일반 라섹과 동일한 절삭 면적으로도 일반 라섹보다 7% 각막 절삭량을 줄일 수 있습니다. 또한 일반 라섹과 비교 시 빠른 시력 회복을 보이면서 퇴행 가능성이 낮은 것으로 연구 보고되었습니다(2016년 대한안과학회 학술상 수상 내용).

그러므로 초고도 근시라고 하더라도 2day라섹을 받는 다른 환자에 비하여 절삭량이 증가하여 불리한 여건이지만, 일반 라섹을 받는 동일한 초고도 근시 도수의 환자분에 비해서는 여러 측면에서 유리하므로 더 좋은 결과를 기대할 수 있습니다.

또한 후방 안내렌즈삽입술인 난시 교정 ICL은 2005년에 우리나라에서 처음 시행된 이래 이오스안과가 15년 누적 최다 시술을 시행하고 있으며, 2013년에 도입한 혁신적인 난시 교정 아쿠아 ICL도 이오스안과 의료진이 7년 연속 국내 최다 시술을 시행하고 있습니다. 이러한 최다 시술 결과는 지난 15년간의 풍부한 경험과 노하우로 난시 교정 ICL 시술에 대한 좋은 결과가 보장되기 때문에 가능한 것으로 생각합니다.

그러므로 초고도 근시를 대상으로 저희 병원에서 시행 중인 수술 방법인 2day라섹과 아쿠아 ICL 모두 안전하며, 안정적인 수술 결과를 예상할 수 있으므로 현명한 결정을 한 후 의료진을 믿고 맡겨주시면 좋을 것 같습니다.

휴가를 길게 내기 어려운 분:
2day라섹 말고 1day라섹이라고 들어보셨나요?

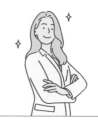

가끔 다른 안과 광고에 '1day라섹' 혹은 '원데이 라섹'이라는 문구가 자주 보입니다. 아마 이오스안과의 '2day라섹'의 인지도가 높아지니까 '1day 라섹'이라는 말까지 만들어 쓰는 것 같은데 자세한 내용을 살펴보면 당일에 라섹 검사와 수술을 하는 것을 '1day라섹(원데이 라섹)'이라고 광고하고 있습니다. ('1day라섹'이라고 하면 환자분들은 '수술 하루 만에 상처가 아물고 회복되는 것'으로 오해할 수 있어서 좀 황당합니다.) 당일 검사, 당일 수술하는 것이니까 '당일 검사 라섹'이 맞을 것 같습니다.

지금부터 진정한 의미의 '1day라섹' 혹은 '원데이 라섹'에 대하여 말씀 드리겠습니다.

진정한 의미의 '1day라섹'이란?

저희 이오스안과에서는 아마리스 레드 레이저를 이용한 원스텝 올레이저 수술을 기반으로 한 '2day라섹'을 2010년부터 개발·발전시켜 현재 활발하게 시행 중입니다.

10년 이상 계속 수술 방법을 연구하고 발전시키다 보니 요즘에는 종종 '수술한 다음 날 상처가 완전히 회복되어 보호용 렌즈를 제거하고 일상생활로 복귀'하는 진정한 '1day라섹' 환자분들이 나옵니다. ('2day라섹'은 일반적으로 수술한 다다음 날, 상처가 완전하게 회복되어 보호용 렌즈를 제거하게 됩니다.)

1day라섹 사례: 단 하루 만에 보호용 렌즈 제거!

저희 안과에서는 진정한 의미의 '1day라섹'을 경험한 환자분들에게 빠른 회복에 대한 축하의 의미로 조그마한 선물을 증정하고 좋은 수술 경과에 대한 기쁨을 함께합니다. (아마 이분들은 전생에 나라를 구하신 분들이 아닌가 합니다.)

❖ 1day라섹 경험자 조** 님의 검사 결과

수술 전 굴절력	- 2.5디옵터
수술일	2019. 8. 12 오전 9시 30분
보호용 렌즈 제거일	2019. 8. 13 오후 3시

수술 전 굴절력

```
2019. 8.12    09:27
VD=12.00mm
<R>   S       C       A
    - 2.00  - 0.50   55   9
    - 2.00  - 0.50   50   9
    - 2.25  - 0.25   55   9
    <- 2.00  - 0.50   55>
       mm       D   deg
<R1   8.01   42.25   10>
<R2   7.90   42.75  100>
<AVE  7.96   42.50     >
<CYL        - 0.50   10>
<L.>  S       C       A
    - 2.25  - 0.75  120   9
    - 2.25  - 0.75  120   9
    - 2.25  - 0.50  120   9
    <- 2.25  - 0.75  120>
       mm       D   deg
<R1   8.11   41.50  160>
<R2   7.96   42.50   70>
<AVE  8.04   42.00     >
<CYL        - 1.00  160>
PD 70
```

2019년 8월 12일 양안을 저희 매뉴얼대로 제가 2day라섹을 시행하였으며, 수술 다음 날인 8월 13일 상처가 완전히 잘 아물어 양안 모두 보호용 렌즈를 제거하였습니다.

본인도 믿기 어려운 듯 계속 "이렇게 빨리 보호용 렌즈를 제거해도 괜찮나요?"라고 약간 불안해하셨지요.

⊙ 수술 3주째

다시 내원하셨을 때는 우안 1.0, 좌안 1.0, 양안 1.2의 완벽한 시력을 보였습니다. 상처만 빨리 회복된 게 아니라 기능적인 시력 회복도 빨랐습니다.

수술 후 굴절력

일자	SEQ	R/L	SPH	CYL	AXIS
2019-08-31	1	R	+00.75	-00.50	150
		L	+00.75	-00.25	005

수술 후 안압

일자	SEQ	R/L	IOP	corre IOP	PACHY
2019-08-31	2	R	10.0	12.3	492
		L	11.0	13.0	499

나안시력

일자	SEQ	R/L	나안시력	양안시력	비고
2019-08-31	1	R	1.0		
		L	1.0	1.5	

Thanks to. 이오스

1. 수술 받기 전 느낌은 어떠셨나요? (2줄 이상 작성)

이틀전부터 긴장이 되었지만 어쩔수 없다 생각했습니다.

2. 수술 받고 난 후 느낌이 어떠셨나요? (2줄 이상 작성)

전혀 아프지 않았고 금방 끝난다 느낌이었구요, 신기하게도 회복이 빨리 하루에 보호렌즈를 뺄수 있었어요

3. 수술을 고민하는 분들께 해주고 싶은 응원은? (2줄 이상 작성)

어차피 할꺼면 한살이라도 젊을때 해야하는 것 같습니다. 빨리 하세요.

· 위의 내용은 본인이 작성했음을 확인합니다. 조

· 고객명 : 조
· 수술일 : 2019. 08. 12
· 담당의 :

· 수술방법 □ 2day □ 2day+xtra □ ICL □ 난시교정 ICL ☑ 1day
· 본원이 운영 중인 홈페이지 및 SNS에 게재될 수 있음에 동의합니다. [동의 ☐]
· 원내에서 찍은 셀카 또는 프로필 사진을 이오스안과 카톡으로 보내주세요^^

◉ 1day라섹 경험자 조** 님의 수술 후기

1. 수술받기 전 느낌은 어떠셨나요?

수술 이틀 전부터 긴장이 되었지만 어쩔 수 없다고 생각했습니다.

2. 수술받고 난 후 느낌이 어떠셨나요?

전혀 아프지 않았고 금방 끝난다는 느낌이었습니다.

신기하게도 회복이 빨리 되어 하루 만에 보호렌즈를 뺄 수 있었습니다.

3. 수술을 고민하는 분들께 해주고 싶은 응원은?

어차피 할 거면 한 살이라도 젊을 때 해야 하는 것 같습니다.

빨리 하세요!

❖ 1day라섹 경험자 오** 님의 검사 결과

수술 전 굴절력	- 8디옵터 이상의 초고도 근시
수술일	2019. 8. 24 오전 10시
보호용 렌즈 제거일	2019. 8. 25 오후 6시

수술 전 굴절력

```
 2019.  8. 24   10:47
VD=12.00mm
<R>    S      C     A
     - 6.50 - 0.75   5   9
     - 6.50 - 0.50  10   9
     - 6.50 - 0.75   5   9
    <- 6.50 - 0.75   5>
        mm      D  deg
<R1  7.93  42.50    5>
<R2  7.65  44.00   95>
<AVE 7.79  43.25     >
<CYL      - 1.50    5>
<L>    S      C     A
     - 7.50 - 0.75 175   8
     - 7.50 - 0.75 175   8
     - 7.25 - 1.25 175   9
    <- 7.50 - 0.75 175>
        mm      D  deg
<R1  7.90  42.75    5>
<R2  7.57  44.50   95>
<AVE 7.74  43.50     >
<CYL      - 1.75    5>
PD 59
```

2019년 8월 24일 양안을 저희 매뉴얼 대로 최연경 원장님께서 2day라섹을 시행하였고 수술 다음 날인 8월 25일 양안 보호용 렌즈를 제거하였습니다.

수술 후 굴절력

일자	SEQ	R/L	SPH	CYL	AXIS
2019-08-31	1	R	+00.75	-00.50	150
		L	+00.75	-00.25	005

수술 후 안압

일자	SEQ	R/L	IOP	corre IOP	PACHY
2019-08-31	2	R	10.0	12.3	492
		L	11.0	13.0	499

나안시력

일자	SEQ	R/L	나안시력	양안시력	비고
2019-08-31	1	R	1.0		
		L	1.0	1.5	

◉ 수술 1주일 후

우안 1.0, 좌안 1.0, 양안 1.5 시력을 보였고 특별한 불편 사항은 없었습니다.

초고도 근시 환자에 대한 최연경 원장님의 수술 결과는 믿기 어려울 정도로 탁월합니다.

1day라섹 경험자 두 분 모두 수술 후 상처 및 시력의 빠른 회복을 진심
으로 축하드립니다.

지난 10년간 2day라섹 연구에 매진했던 순간들이 주마등처럼 스쳐 지
나갑니다. 2day라섹을 만들고 발전시킨 의사로서 겸손해야 하지만, 이 순
간만큼은 제 어깨가 으쓱해집니다.

앞으로도 환자 한 분 한 분을 내 가족처럼 소중하게 생각하며 시력 교
정 수술에 임하겠습니다.

c

심한 콘택트렌즈 부작용:
라식·라섹 검사에서 콘택트렌즈 부작용이
심하다는 이야기를 들었다면?

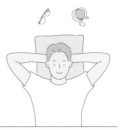

❖ 왜 소프트 콘택트렌즈는 사라져야 하는가?

1960년대 처음으로 소프트 콘택트렌즈가 개발된 이래 소프트 콘택트렌즈는 착용이 간편하고 대량생산으로 가격이 저렴하여 폭넓게 사용하고 있습니다.

하지만 콘택트렌즈는 미용용품이 아닌 의료용품으로 안경과 달리 각막에 직접 접촉하기 때문에 장기간 착용, 부적절한 관리, 처방 등의 이유로 매우 심각한 합병증을 유발할 수 있습니다. 렌즈 합병증 중 특히 주목을 받는 질환인 감염성 각막염은 시력 손실로 이어질 수 있는 가장 심각한 합병증입니다.

2004년 한국 콘택트렌즈학회에서 실시한 설문조사에 따르면 전체 응

답자의 86.9%가 콘택트렌즈와 관련한 부작용을 경험했다고 대답하였습니다. 또한 2014년 한국 콘택트렌즈학회에서 실시한 '국내 콘택트렌즈 관련 합병증 양상에 대한 연구' 결과에 따르면 콘택트렌즈 부작용 중 실명에 이를 수 있는 감염성 각막염의 빈도가 무려 9.4%로 위험 수준을 넘어선 것으로 보고되었습니다.

더욱 우려되는 것은 2014년 조사에서 콘택트렌즈 착용자 중 약 30% 이상이 컬러 콘택트렌즈를 착용하는 것으로 알려져 있으며 이러한 비율은 매년 약 16% 이상씩 증가하고 있는 추세라는 점입니다.

컬러 콘택트렌즈의 심각한 유해성은 다음 주제에서 자세히 설명드리겠습니다. (우리나라는 컬러 콘택트렌즈의 허가와 관련한 엄격한 기준이 없기 때문에 아무런 경각심 없이 무분별하게 사용하고 있는 실정입니다. 컬러 콘택트렌즈는 렌즈 표면 착색으로 인하여 산소 전달률이 매우 낮고 렌즈 표면이 거칠어 실명을 일으킬 수 있는 감염성 각막염 유발 비율이 엄청나게 높다는 사실을 반드시 알고 계셔야 합니다.)

이어서 말씀드리면, 이러한 소프트 콘택트렌즈의 대중화는 새롭게 심각한 문제를 일으키게 되었습니다. 콘택트렌즈가 개발되기 전에는 없던 질환들이 생겨난 것입니다.

콘택트렌즈로 인한 각종 부작용인 만성 결막염, 안구건조증, 눈꺼풀염 등은 렌즈를 착용하는 분들 누구에게나 유발되어 평생을 함께하게 됩니다. 부작용이 여기서 더 진행되면 각막염, 각막미란, 각막궤양, 각막 신생혈관 등 시력 손상을 일으키는 원인이 되는 심각한 합병증이 생기게 됩니다. 중요한 것은 기간과 정도의 차이는 있지만 콘택트렌즈를 착용하는 분들 누구에게나 부작용이 온다는 사실입니다. 누구도 예외가 없습니다.

원래 소프트렌즈 재질 자체가 아무리 발전한다고 해도 각막에 공급되는 산소와 영양분의 공급을 차단하므로 오랜 시간 착용이 불가능한 물질이기 때문입니다.

만일 환자분이 1주일에 2~3차례 정도만 1~2시간씩 콘택트렌즈를 착용한다면, 큰 불편함이나 부작용 없이 렌즈를 오랜 기간 착용할 수 있습니다. 그러나 우리나라는 대부분의 환자분이 하루에 8시간 이상씩 매일 소프트렌즈를 착용하기 때문에 렌즈 착용으로 인한 부작용을 피할 수 없습니다.

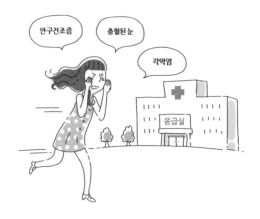

❖ 왜 소프트렌즈는 이러한 부작용을 일으키는 것일까요?

소프트렌즈는 아무리 발전된 최신 렌즈라 하더라도 눈이 필요로 하는 산소와 영양분의 공급을 차단하게 됩니다.

즉 소프트렌즈를 착용하는 동안 우리 눈은 만성적인 산소 결핍 상태가 됩니다. 우리 눈은 이러한 위기 상태를 극복하기 위하여 필요한 산소를 공급받고자 비정상적인 혈관을 만들거나 팽창시켜서 버티고자 합니다. 그래서 렌즈를 착용하면 지속적으로 눈이 심하게 충혈되는데, 이러한 상태를 결막염이라고 합니다.

또한 콘택트렌즈는 반드시 수분이 있어야 적절한 기능을 할 수 있는 구조이므로 우리 눈에 꼭 필요한 눈물을 렌즈가 빼앗아가게 됩니다. 눈에 영양분을 공급하고 윤활작용을 하는 눈물을 콘택트렌즈에 빼앗기게 된 우리 눈은 심한 안구건조증이나 각막이 너무 건조해서 상처가 나는 각막 미란을 일으키게 됩니다.

무엇보다도 콘택트렌즈의 가장 심각한 부작용은 우리 눈의 유리창에 해당하는 각막에서 일어납니다. 만성적인 산소 결핍 현상을 해결하기 위하여 각막은 불완전하게 각막 신생혈관을 만들게 되지만 이러한 신생혈관은 이차적인 각막 혼탁이나 불규칙 난시를 유발하게 되어 시력 장애를 불러옵니다.

이러한 과정에서 각막이 결국 망가지면 허혈성 각막염이나 각막 혼탁과 같은 이차적인 심각한 합병증으로 시력 손상을 일으키게 됩니다.

❖ 콘택트렌즈 부작용으로 라식 · 라섹 수술을 할 수 없는 경우도 있나요?

콘택트렌즈 착용으로 인한 만성적인 산소 결핍으로 각막은 계속 부어오르게 되며, 이를 해소하기 위하여 심각한 염증 반응이 반복되게 됩니다.

이러한 과정에서 각막은 두께가 얇아지는 위축 현상이 생기거나 각막 모양이 변형되는 비대칭 소견이 일어나게 됩니다. 위축 현상으로 얇아진 각막 두께는 렌즈 착용을 중단하거나 치료를 하더라도 다시 원래 각막 두께로 회복되지 않습니다.

각막을 이용한 시력 교정 수술은 각막이 심하게 얇거나 각막 비대칭이 심한 경우 시행할 수 없습니다. 소프트렌즈 부작용으로 인하여 라식 · 라섹 수술을 원하는 환자분들의 약 20%가 원하는 방법의 시력 교정 수술을 받지 못합니다.

수술 전 검사에서 각막 비대칭 소견이 나온 경우

① 경미한 경우에는 라식 · 스마일 라식처럼 각막 손상을 많이 줄 수 있는 시력 교정 수술 방법은 금기이며, 각막 손상이 적은 2day라섹 · 일반 라섹 수술만 가능합니다.

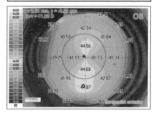

▲ 2day라섹 시행

② 중등도로 각막 비대칭이 진행된 경우에는 각막의 생체 역학력을 증가시키는 엑스트라 시술을 같이 시행해야 합니다.

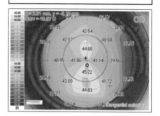

▲ 2day라섹 + 엑스트라 시행

③ 심한 각막 비대칭의 경우에는 라식·라섹 수술과 같이 각막을 이용한 시력 교정 수술 방법은 절대 금기이며, 후방 렌즈삽입술이 유일한 수술적 대안이 될 수 있습니다.

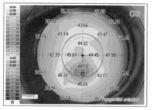

▲ 후방 렌즈삽입술(ICL) 시행

라식 · 라섹 수술 후에 컬러렌즈를 착용해도 되나요?

컬러렌즈는 미용렌즈, 눈물렌즈, 서클렌즈 등 다양한 종류 및 이름으로 출시되며, 시력 교정보다는 눈을 뚜렷하고 예쁘게 보이려는 미용 목적으로 주로 사용합니다.

그래서 라식 · 라섹 수술을 받은 환자분들께서도 수술 후에 컬러렌즈를 착용해도 되는지 자주 물어봅니다. 언제나 대답은 한결같이 '안 됩니다'입니다.

라식 · 라섹 수술을 받아서 안 되는 것이 아니라 컬러렌즈 자체가 너무나 눈에 해롭기 때문에 평생 눈을 건강하게 사용할 생각이라면 절대 컬러렌즈를 멀리하라고 당부드립니다.

컬러렌즈는 왜 눈에 해로운가요?

컬러렌즈는 두 개의 렌즈 사이에 염료를 넣어 붙여서 만들기 때문에 일반 콘택트렌즈에 비해 두껍습니다. 따라서 산소 투과율이 현저히 떨어지는 구조적인 한계를 가지고 있습니다.

우리 눈의 유리창에 해당하는 각막은 투명하고 혈관이 존재하지 않으며, 항상 일정한 두께를 유지하고 있습니다. 또한 필요한 산소를 공기로부터 눈물에 녹여 눈물을 통해서 공급받는 시스템입니다. 하지만 컬러렌즈 자체가 산소 투과율이 낮고 염료가 각막 표면을 덮고 있기 때문에 산소 공급이 원활하지 않게 됩니다.

이러한 '각막 허혈 현상'은 각막에 혈관이 자라는 '각막 신생혈관'을 유발, 투명함을 유지해야 할 각막이 불투명해지면서 결국 시력과 시야에 장애가 발생합니다.

컬러렌즈 착용은 일반적으로 콘택트렌즈의 사용 시 발생할 수 있는 것으로 알려진 각막미란, 각막염, 신생혈관 등의 합병증을 유발하는 것 외에도 컬러렌즈에만 국한되어 발생하는 합병증을 추가로 일으킵니다.

대표적인 것이 주변부 시야 감소, 색각 이상, 어두운 곳에서 시력 장애 등이 있습니다. 또한 렌즈 사이를 채우는 '합성 염기성 염료'는 미량을 사용하지만 눈물에 녹을 수 있어 심한 경우 생체조직 안으로 이동해 예상치 못한 부작용을 일으킬 수도 있습니다. 색소를 이루는 염료가 각막을 직접 자극해 염증과 각막궤양을 유발하고 나아가 시력 손상까지도 일으킬 수 있다는 이야기입니다. 단순히 아름답다는 이유만으로 선택하기엔 대단히 위험한 결정이 아닐 수 없습니다.

더욱이 값싼 재질의 렌즈는 표면이 거칠기 때문에 각막 손상 위험을 높이게 됩니다. 거친 표면의 컬러렌즈는 직접적으로 각막에 상처를 일으켜 세균이 침투하기 쉬운 환경을 만들어 각종 염증을 일으키기도 합니다.

컬러렌즈 착용으로 인한 세균성, 진균성, 가시아메바성 각막염 등의 발생은 너무 많이 보고되고 있습니다.

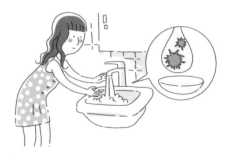

수돗물로 렌즈를 세척하면 가시아메바에 감염되기 쉽습니다.

가장 우선적으로 실행해야 할 사항은?

최근 다양한 디자인의 컬러렌즈의 수요가 급격하게 증가하고 있는데, 특히 한국, 중국, 대만 등의 아시아 국가에서 뚜렷한 증가 추세를 보이고 있다고 합니다. 국내 콘택트렌즈 사용자의 약 30%가 컬러렌즈를 착용하는 것으로 조사된 바 있으며, 이러한 비율은 매년 약 16% 이상씩 증가하는 추세라고 합니다.

미국, 영국에서는 이 수치가 1%인 것과 비교해, 지나치게 대중화되어 있는 컬러렌즈에 대한 기준 규격 강화가 우리나라에서 더 필요하다고 생각합니다. 하지만 우리나라는 컬러렌즈의 허가와 관련한 엄격한 기준이 없는 상황이며, 이러한 이유로 컬러렌즈를 아무런 경각심 없이 무분별하게 사용하고 있는 실정입니다.

컬러렌즈는 위에서 언급한 것처럼 렌즈 표면 착색으로 인하여 산소 전달률이 매우 낮아지고 렌즈 표면이 거칠어 실명을 일으킬 수 있는 감염성 각막염 유발 비율이 엄청나게 높다는 사실을 다시 한번 강조하고 싶습니다.

일본의 경우 컬러 콘택트렌즈에 대한 기준 규격을 따로 만들어 가시광선 투과율의 차단 작용이 정상수치의 5% 이내여야 하며, 중심부 6mm에서 검사하여 최소치의 80% 이상 투과하여야 한다는 기준을 제시하고 있습니다.

또한 착색이 산소 투과율에 미치는 영향을 측정하여 보고하도록 하고 있으며, 반드시 집토끼 안착용 시험을 실시하도록 규정하고 있습니다.

컬러렌즈의 가장 큰 문제점은 컬러렌즈를 의료기기가 아닌 단지 미용용품으로 생각하여 이에 대한 적절한 처방 및 전문가의 지도 없이 쉽게 구매하여 잘못된 방법으로 사용하는 데 있다고 봅니다. 심지어는 컬러렌즈를 친구들끼리 바꾸어 착용하거나 착용하고 자는 경우도 있습니다. 실명을 유발할 수 있는 각막염의 발생 빈도는 매일 교환하는 소프트 콘택트렌즈를 사용하는 환자에서 2,500명

중 1명이 발생하는 것으로 알려져 있으며, 렌즈를 착용하고 수면을 취할 경우 이 가능성은 500명 중 1명으로 높아지는 것으로 알려져 있습니다.

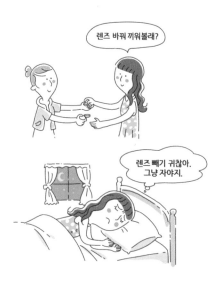

따라서 컬러렌즈만 별도로 제품 기준을 만들어 이를 의료기기로 인식하고 올바른 방법으로 사용할 수 있도록 환자분들에게 알리는 것도 안과 의사의 의무라고 생각합니다.

보고된 감염성 각막염 발생은 대부분 콘택트렌즈 관리에 대한 교육을 제대로 받지 않은 것과 연관되어 있다고 합니다.

권장 관리법에 따르면, 먼저 렌즈 제거 시 바로 세척과 소독을 시행하고 밀봉 렌즈 보관함에 넣어 보관하여야 합니다. 또한 사용하지 않더라도 적어도 일주일에 한 번은 세척과 소독을 하여야 하며 다시 사용하는 경우 사용 전 24시간 이내에 세척과 소독을 해야 합니다.

외국 기준을 참고하여 우리나라 컬러렌즈 제작 기준을 제시하면, 컬러렌즈의 색소층은 주로 바깥쪽 동심원으로 착색되고 중심부는 색이 없도록 제작되는데 착색된 색소로 인한 가시광선의 투과 감소가 20% 미만이어야 합니다. 또한 컬러렌즈의 중심부 광학부 면적이 7.0mm 이상이어야 합니다.

컬러렌즈는 일반 콘택트렌즈에 비하여 산소 전달률이 낮다고 알려져 있는데, 위에서 언급한 것처럼 색소층을 만드는 과정에서 렌즈 두께가 증가하여 산소 투과율이 낮아지기 때문입니다.

따라서 제조회사는 착색으로 인하여 산소 투과율이 낮아지지 않음을 입증하여야 하며, 무엇보다도 산소 투과율에 대하여 명시하도록 하는 항목을 의료기기 기준 규격에 추가해야 합니다.

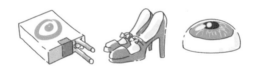

필요악 3총사: 담배, 하이힐, 컬러렌즈

'콘택트렌즈 착용해도 되냐'고 물어보지 마세요

컬러렌즈를 대상으로 한 원자력 현미경 연구에서 일반 콘택트렌즈와 컬러렌즈의 표면을 비교했을 때 컬러렌즈의 표면 거칠기가 훨씬 증가되어 있었으며, 거친 정도에 따라서 세균의 부착률이 상승했다는 연구 보고가 있습니다. 이것으로 일반 콘택트렌즈보다 컬러렌즈에서 감염성 각막염 등의 합병증 증가가 높은 이유를 설명할 수 있습니다. 그러므로 색소층의 위치가 표면에 노출되지 않고 렌즈 재질 내에 있어 표면이 매끄럽게 유지됨을 보이도록 제조회사는 명시하여야 합니다.

이를 위해서 컬러렌즈의 경우는 현미경을 이용한 광학부 크기, 색소층의 위치, 렌즈 표면의 거칠기 정도를 평가하는 기준을 마련해야 할 것입니다.

컬러렌즈 부작용 정말 심각합니다. 컬러렌즈 착용, 많은 생각을 하고 결정하도록 하세요.

참고논문

「국내 콘택트렌즈 관련 합병증 양상에 대한 설문조사」,《한국콘택트렌즈학회》, 2014

「미용 콘택트렌즈와 관련된 합병증 9예」,《대한안과학회》, 2009

「미용콘택트렌즈 관련 합병증 환자의 임상양상 및 치료 순응도 실태」,《대한안과학회》, 2014

「컬러콘택트렌즈 기준 규격에 관한 국가 간 비교 및 고찰」,《대한안과학회》, 2015

라식·라섹 검사 시 꼼꼼한 망막 검사가 중요한 이유

망막박리는 안구 내에 물체의 상이 맺히는 망막이 안구벽으로부터 분리되는 질환으로 조기에 발견하여 적절한 치료를 받지 않으면 시력을 상실하게 되는 심각한 질환입니다.

또한 망막박리가 계속 진행되면 단순히 시력 상실뿐만 아니라 2차적으로 녹내장이 진행되거나 안구 수축이 일어나는 **안구로** 현상까지 유발할 수 있기 때문에 안과 의사들은 암보다도 무서운 질환으로 인식합니다.

그런데 이런 망막박리는 망막에 구멍이 나거나, 얇아지거나, 찢어지는 현상인 **망막변성**(카메라의 필름에 해당하는 망막의 시세포가 퇴행, 위축, 소실되는 변화)이 주요 원인입니다.

열공망막박리

유리체

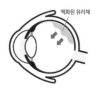
액화된 유리체

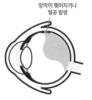
망막이 찢어지거나
열공 발생

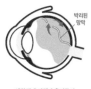
박리된
망막

**액화된 유리체가 흘러들어
망막이 박리됨**

근시는 우리가 근거리 작업을 많이 할 경우 조절근의 작용으로 안구를 뒤로 잡아당기게 되어 안구가 늘어나는 현상으로, 근시의 경우 안구가 비정상적으로 길어지게 되면, 이러한 해부학적 변화의 결과로 망막이 얇아지기 때문에 정상인에 비하여 망막변성이 생길 가능성이 엄청나게 높아집니다.

연구 결과에 따르면 근시 환자의 34~79%는 다양한 종류의 망막변성을 가지고 있으며,* 또 다른 연구에서는 근시 환자의 11%에서 언제든지 당장 망막박리로 진행될 수 있는 망막열공(구멍)을 가지고 있다고 보고된 바 있습니다.**

우리가 유년기 혹은 청년기 때 조기에 꼼꼼한 망막 검사를 시행하여 이런 소견을 치료해 놓는다면(특히 근시 환자에서는 더 중요) 망막박리라는 질환을 거의 완벽하게 예방할 수 있을 것입니다.

예를 들어 대장암은 대부분 대장 혹에서 유발되므로 정기적으로 대장 내시경을 하여, 대장 혹을 제거하는 것이 대장암을 예방하는 최선의 예방법인 것과 같은 이치입니다.

망막 치료 전후 사례

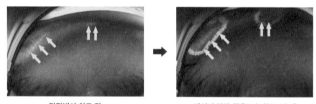

망막변성 치료 전
격자변성이 광범위하게 주변부에 분포하는 양상입니다.

레이저 망막 광응고술 치료 1주 후
격자변성을 레이저 망막 광응고술로 치료한 사진입니다.

하지만 현실적으로 망막박리 예방을 위하여 망막 검사를 받으러 안과에 내원하시는 분은 거의 없습니다. 오히려 라식·라섹 수술을 받기 위해 망막 검사를 정밀하게 시행하는 과정에서 망막변성을 조기에 발견·치료함으로써 무서운 망막박리를 예방하는 경우가 더 많습니다.

이러한 이유 때문에 시력 교정 수술을 받지 않은 사람보다 시력 교정 수술을 받은 사람 중에서 근시에 잘 발생하는 망막박리의 발생 빈도가 1/100 비율로 훨씬 적었다는 연구 결과가 보고된 바 있습니다.***

연구 결과에 보고된 것과 같이 라식·라섹처럼 시력 교정 수술을 받은 경우에 망막박리 발생 빈도가 감소하는 이유는 수술 전 검사로 망막의 이상 유무에 대한 검사가 철저하게 이루어지고, 망막박리를 유발하는 망막변성과 같은 이상소견이 조금이라도 발견될 경우 예방적인 망막 레이저 치료를 시행하여 망막변성이 망막박리로 진행될 가능성을 사전에 차단했기 때문입니다.

첫째, 최소한 라식·라섹 수술을 받을 때만이라도 반드시 꼼꼼한 망막 검사를 시행하도록 합시다.

둘째, 망막 검사에서 망막변성이 발견된 경우에는 반드시 망막 레이저 치료를 받도록 합시다.

셋째, 비문증 소견이 새로 생긴 경우에는 이전에 망막 검사를 받은 적이 있더라도 새로운 병변이 유발되었을 가능성이 있으므로 망막 검사를 다시 받도록 합시다.

망막박리 예방법

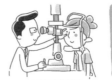

1. 꼼꼼한 망막 검사   2. 망막 레이저 치료

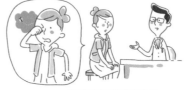

3. 없던 비문증이 생기면 망막 검사 필요

참고논문

* Retinal Detachment after Lasik, *MEAJO*, 2011, pp. 224-227.

** Peripheral retina in myopia, *Br J Ophthalmol*, 1969, pp. 300-306.

*** Managing Retinal Detachment after Refractive Surgery, *Retina Today*, 2017, pp. 46-50.

망막박리 수술 후
라식·라섹 수술 해도 괜찮을까요?

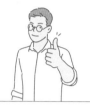

❖ 라식과 스마일 라식

라식과 스마일 라식은 수술 과정에서 환자분이 눈을 갑자기 움직이는 것을 방지하기 위하여 안구 고정기(석션)를 반드시 사용해야 합니다.

안구 고정기 사용 시 강한 음압을 이용하여 안구를 고정하는데, 이때 인위적인 음압으로 인하여 망막 및 유리체에 급격한 변형을 유발하게 됩니다. 이러한 스트레스 과정은 정상적인 망막 상태에서는 문제가 없지만, 망막변성이나 초기 망막박리 상태에서는 심각한 문제를 일으킬 수 있습니다.

그러므로 유리체 견인이 있는 망막변성, 말발굽 모양 망막 찢어짐이 있는 망막변성, 공막돌륭술, 공막돌리기 수술을 받은 환자, 망막박리로 유리체 절제술을 받은 환자는 라식과 스마일 라식을 받을 수 없습니다.

❖ 일반 라섹과 2day라섹

하지만 일반 라섹과 2day라섹은 안구 고정기를 사용할 필요가 없고, 수술 과정 중에 유리체나 망막에 급격한 변형을 유발하는 과정이 없으므로, 망막변성이나 초기 망막박리 상태인 환자분들도 수술을 받아도 무방합니다.

하지만 망막박리가 진행된 경우 안경을 벗는 미용 목적의 시력 교정 수술보다는 시력을 보전하기 위한 망막 치료가 우선되어야 하는 만큼 모든 시력 교정 수술이 금기 사항입니다.

진행된 망막박리 상태는 유리체 견인이 심한 망막박리, 망막박리 수술에도 불구하고 망막열공이나 망막 찢어짐 상태가 유지되는 경우, 황반부 박리가 동반된 경우로 모든 시력 교정 수술이 절대 금기입니다.

망막박리 수술 후
2day라섹을 받은 환자분 케이스

대학병원에서 망막박리 수술을 받은 후에 저희 병원에서 실제로 2day 라섹을 받은 망막박리 환자분들의 경과 케이스를 설명드리도록 하겠습니다. 다행스럽게도 두 분 모두 조기에 망막박리 치료를 받았기 때문에 시력을 잘 유지할 수 있었으며, 망막이 안정화된 이후에는 2day라섹 시력 교정 수술도 시행받아 안경도 벗게 되었습니다.

이오스안과에서 라식 검사를 받는 과정에서 망막 검사상 망막열공, 망막박리가 발견되어 대학병원으로 전원, 일차적으로 망막박리 수술을 받은 후에 2day라섹을 시행한 22세 남자분 케이스

2019년 4월 3일 2day라섹을 받기 위해 이오스안과에 내원하였고, 망

막 검사상 망막열공 및 상당히 진행된 망막박리 소견이 발견되어 대학병원으로 전원되어 망막수술을 받았습니다.

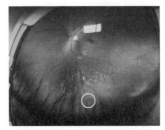

검사 시 발견된 망막열공과 망막박리

망막박리가 완전하게 개선되지는 않았지만, 통제 가능한 범위 내로 치료되어 2019년 5월 24일 양안 2day라섹을 시행받았습니다.

근시 정도는 우안 약 -5디옵터, 좌안 -4.5디옵터였습니다.

2day라섹은 라식·스마일 라식과는 다르게 안구 고정기를 사용하지 않으므로, 망막이 불안전한 상태의 환자도 수술이 가능합니다.

또한 일반 라섹과 비교해 각막 상피를 제거하는 과정에서 물리적, 화학적 스트레스를 덜 주게 되고, 수술 후에는 각막 상피가 일반 라섹을 시행한 경우보다 훨씬 더 견고하게 아물기 때문에 망막 검사나 망막 광응고술 시행 시 각막 상피가 벗겨지거나 하는 문제로부터 유리하다고 볼 수 있습니다.

수술 1주 후 내원 시 양안 각각 1.0 나안시력 결과를 보였으며 수술 3개월 후 내원 시 양안 각각 1.0 나안시력 결과를 보여 2day라섹 경과를 마무리하였습니다.

하지만 망막박리는 지속적인 경과 관찰이 필요하며 추가적인 치료도 필요할 것으로 생각됩니다.

대학병원에서 양안 망막박리 수술을 받고, 안정화 상태에서 본원에 내원하여 2day라섹을 받은 20세 남자분 케이스

2018년 다른 안과에서 라식 검사 상 양안 망막박리 진단을 받고 대학 병원으로 전원되어 양안 망막박리 수술을 받은 분입니다.

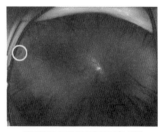

망막열공과 망막박리 치료 후 상태

수술 후 1년이 경과하여 망막 상태가 안정화되었고, 시력 교정 수술 방법 중 안구, 특히 망막에 가장 스트레스를 덜 주는 2day라섹을 시행받기 위해 본원에 내원하였습니다.

근시 정도는 양안 약 -8.5디옵터로 초고도 근시였습니다.

2019년 8월 10일 양안 2day라섹 시행 후 1주 후부터 나안시력 우안 1.0, 좌안 0.9의 결과를 보였으며, 수술 6개월 후까지 좋은 시력이 잘 유지되어 2day라섹에 대한 경과 관찰을 마무리하였습니다.

망막박리 상태는 현재 매우 안정적인 상태로, 1년마다 정기적으로 망막 경과 관찰만 필요할 것으로 보입니다.

녹내장 환자도 라식·라섹 수술이 가능한가요?

최근 녹내장은 검사 장비의 발달과 연구의 발전으로 20대 초반의 젊은 나이에도 녹내장을 진단받고 치료를 시작하거나, 고위험군으로 진단받고 정기적으로 녹내장 경과 관찰을 꾸준히 하는 분들이 급격하게 늘어나고 있습니다.

20대 녹내장 환자가 증가하는 또 다른 이유로 스마트폰 사용과 과중한 입시의 영향으로 근시 환자가 늘어나는 측면도 무시할 수 없습니다. (근시는 녹내장의 가장 강력한 위험인자입니다.) 그리고 인종이나 유전자 측면에서도 우리나라가 다른 나라보다 녹내장 환자 비율이 월등히 높습니다.

하지만 정말 다행인 것은 우리나라 녹내장 환자 대부분이 안압은 정상이고 시신경 혈류순환 장애를 원인으로 하는 정상 안압 녹내장(녹내장 환자의 약 80%)이란 점입니다. 심지어 이러한 정상 안압 녹내장 환자의 1/3에서는 아무런 치료 없이도 질환이 진행하지 않는 아주 착한 녹내장 패턴을 보이기도 합니다.

가까운 미래에는 40대 이상의 인구에서 10% 정도가 녹내장이 된다는 연구 결과가 있을 정도로 녹내장은 '국민 안과질환'이 되었습니다. 하지만 20대에 녹내장을 진단받은 근시 환자분들은 이렇게 젊은 나이에 녹내장을 진단받은 것도 속상한데 평생 안경을 착용하고 살아야 한다면 그 속상함은 말로 표현 못 할 정도일 것입니다.

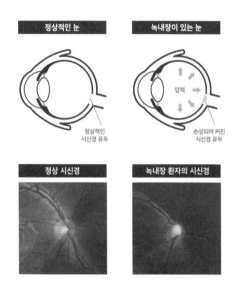

❖ 녹내장 진단을 받았는데 시력 교정술을 받아도 되나요?

만약 본인이 녹내장 진단을 받았다면 내가 시력 교정 수술을 받아도 될까?' 하는 궁금증이 생길 것입니다.

녹내장 환자분들께서 궁금해하실 이 질문에 자세하게 답변을 드리겠습니다.

고안압 녹내장과 정상 안압 녹내장이 있는 경우, 두 경우 모두 안내렌즈삽입술은 절대 금기입니다. 라식·라섹과 다르게 안내렌즈삽입술은 수술 중 눈의 부피를 일관되게 유지하기 위하여 관류액을 이용하여 눈을 팽창시키는 과정이 필요한데 이러한 과정이 시신경에 스트레스를 줄 수 있기 때문입니다. 또한 가능성은 낮지만, 안내렌즈가 안구 사이즈에 비하여 큰 경우, 방수(눈 안의 부피를 유지하는 액체)의 배출을 방해하여 안압이 올라갈 수 있고 이 경우 시신경 손상을 유발할 수 있기 때문입니다.

고안압 녹내장과 정상 안압 녹내장이 있는 경우, 라식·스마일 라식 수술도 절대 금기입니다.

라식과 스마일 라식은 각막 뚜껑을 만들거나 각막 조각을 만들기 위하여 레이저 조사 시 환자분의 눈을 고정하는(이때는 눈을 움직이면 절대 안 됨) 석션(안구 고정기)을 사용하는데 이때 강력한 음압을 이용하여 안구를 고정, 눈을 움직이지 못하게 합니다. 이 과정은 건강한 정상인의 시신경에는 큰 무리가 없지만, 시신경 손상이 진행된 녹내장 환자분들의 시신경에는 추가적인 시신경 손상을 유발할 수 있는 큰 스트레스로 작용할 수 있기 때문입니다.

❖ 녹내장 환자는 시력 교정술이 불가능한가요?

아닙니다.

녹내장 환자분들도 라섹이나 2day라섹 수술은 가능합니다.

일반 라섹 · 2day라섹은 라식이나 스마일 라식과 달리 안구 고정기를 사용하지 않으므로 불필요하게 시신경에 과도한 스트레스를 주는 과정이 필요 없으므로 녹내장 환자분들도 안전하게 수술을 받을 수 있습니다.

하지만 이 경우에도 몇 가지 예외적인 원칙이 있습니다.

우선 녹내장 상태가 초기(early)이거나 초중기(moderate) 단계이어야 합니다. 녹내장 상태가 많이 진행된 상태(advanced)라면 향후 녹내장이 더 진행되지 않도록 관심을 가지고 치료하는 데 역점을 두는 것이 현명하며 미용 목적의 시력 교정 수술이 우선되어서는 안 될 것입니다.

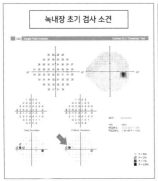
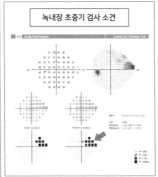
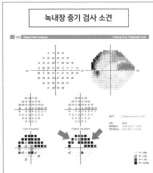

또한 녹내장 종류가 고안압 녹내장인 경우 모든 시력 교정 수술은 절대 금기입니다. 왜냐하면 정상 안압 녹내장과 다르게 고안압 녹내장은 반드시 평생 약물 치료가 필요하며, 녹내장 약물로 안압이 조절되지 않는 경우에는 녹내장 수술이 필요한 경우까지 진행될 가능성도 있기 때문입니다.

❖ 녹내장 초기나 초중기 상태이고 정상 안압 녹내장이면 다 수술해도 되나요?

아닙니다. 이 경우에도 필수적인 조건이 있습니다.

현재 약물 치료가 필요한 경우, 약물 치료 후 2년 정도 녹내장 상태가 진행되지 않아야 하며, 약물 치료가 필요 없는 경우에도 경과 관찰상에서 2년 정도는 진행하지 않은 소견이 확인되어야 합니다.

이 모든 조건이 만족된 상태라면 녹내장 환자분들도 다른 환자분들처럼 안심하고 수술받으셔도 됩니다.

2day라섹 후 녹내장 관리에 도움이 되는 팁

추가적으로 녹내장 환자분들이 2day라섹을 받기 전에 알고 계시면 수술 후 녹내장 관리에 큰 도움이 되는 두 가지 팁을 말씀드리겠습니다.

수술 후에는 기준 안압과 측정 안압이 모두 낮아지게 됩니다.

우리 눈의 압력을 측정하는 안압 측정은 각막을 이용하여 시행하는데 (그래서 각막 두께에 영향을 받으므로 안압 측정 시 각막 두께를 보정해 주어야 합니다.) 라섹이나 2day라섹은 각막을 안경 모양으로 깎아서 시력을 교정하는 수술이므로 수술 후에는 각막 두께가 수술 전보다 얇아져 안압이 낮게 측정됩니다. 즉, 수술 전과 비교하여 기준 안압과 측정 안압이 모두 낮게 측정되므로, 수술 후 녹내장 경과 관찰 시 본인의 새로운 기준 안압과 측정 안압을 새로이 정립하여야 합니다.

녹내장이 없는 다른 환자분들처럼, 스테로이드 안약을 장기간 점안 시 일시적으로 안압이 불안정해질 수 있습니다.

라섹이나 2day라섹 후에는 퇴행 및 혼탁 방지를 위하여 2~3개월 스테로이드 소염제 안약을 점안하게 되는데 보통 30% 정도의 환자는 스테로이드 약제가 안구 내에 축적되어 안압이 불안정한 양상을 보입니다. 이런 경우 약제 점안을 중단하면 며칠 내에 다시 정상 안압으로 복귀합니다. 녹내장 환자분들도 이런 현상이 생길 수 있으므로 스테로이드 소염제 안약을 점안하는 동안에는 정기적인 안압 체크가 반드시 필요합니다.

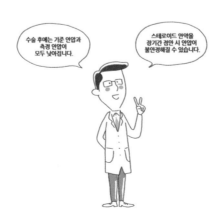

녹내장 진단 후
2day라섹을 받은 환자분 케이스

**녹내장 치료를 병행하면서 최대한 영향을 주지 않는 방향으로 2day라섹을
진행한 33세 여성분 케이스**

33세 여자분으로 현재 대학병원 녹내장 전문 교수님께 치료받고 있으
며, 8년 전 녹내장을 진단받고 8년째 약물 치료 중인 분입니다. 2day라섹
을 받기 위하여 본원에 내원하셨고, 내원 당시 녹내장 정밀 검사 결과는 아
래에서 설명해 드리겠습니다.

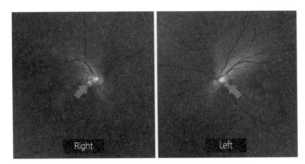

▲ 시신경 사진상 양안 근시성 시신경 변화 소견
(이런 모양으로 안구가 아래쪽으로 길어지면서 변화되는 경우가 녹내장 가능성이 높습니다.)

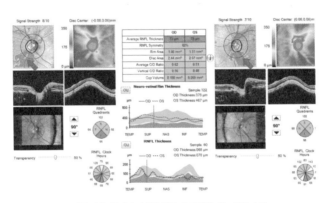

▲ 안구 단층 촬영상 시신경 하단에 시신경 기능 저하 소견

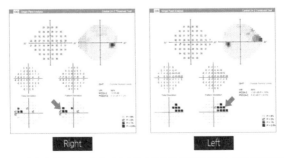

▲ 시야 검사상 양안, 초기 시야 손상 소견이 있어 정상 안압 녹내장 초기로 진단

수술 전 굴절력

```
2019. 9. 11   10:30
VD=12.00mm
<R>    S      C     A
     - 5.75 - 1.00 180  9
     - 5.75 - 0.75 180  9
     - 5.75 - 1.00 180  9
    (- 5.75 - 1.00 180)
       mm      D deg
<R1   8.33  40.50 175>
<R2   8.12  41.50  85>
<AVE  8.23  41.00    >
<CYL       - 1.00 175>
<L>    S      C     A
     - 6.00 - 1.00 170  9
     - 6.00 - 1.00 170  9
     - 6.00 - 1.00 170  9
    (- 6.00 - 1.00 170)
       mm      D deg
<R1   8.40  40.25 175>
<R2   8.12  41.50  85>
<AVE  8.26  40.75    >
<CYL       - 1.25 175>
PD 64
```

수술 후 굴절력

일자	SEQ	R/L	SPH	CYL	AXIS
2019-09-20	1	R	+0.75	-0.50	10
		L	+0.75	-1.00	175

수술 후 안압

일자	SEQ	R/L	IOP	corre IOP	PACHY
2019-09-20	1	R	9.0	14.0	426
		L	8.0	12.8	430

수술 전 안압

일자	SEQ	R/L	IOP	corre IOP	PACHY
2019-08-23	1	R	10.0	11.4	515
		L	10.0	11.2	520

나안시력

일자	SEQ	R/L	나안시력	양안시력	비고
2019-09-20	1	R	1.0		
		L	1.0	1.2	

근시 정도는 양안 약 -6디옵터로 고도근시였습니다.

2day라섹은 일반 라섹보다는 빠른 상처 회복과 시력 회복을 보이기 때문에 스테로이드 안약 점안 기간과 강도를 단축시킬 수 있으므로 양안 2day라섹을 시행하였습니다. 역시 혼탁 방지를 위한 스테로이드 사용 기간을 줄이기 위하여 양안 엑스트라 시술을 병행하였습니다.

수술 1주 차에는 양안 각각 1.0 나안시력 결과를 보였으며, 수술 2주 차에는 우안 0.8, 좌안 0.6 나안시력을 보였습니다. 일반 라섹과 2day라섹의 경우 각막 상피가 2주 간격으로 재생되므로 2주 간격으로 시력 변화를 경험하게 됩니다.

보통은 상피 재생이 6~8번 반복되어야 상피 표면이 아주 매끈한 상태가 되므로 좋은 시력이 나오는 데 3~4개월 소요된다고 말씀드립니다.

고도근시의 경우에는 퇴행 현상을 예방하기 위하여 의도적으로 초기 시력을 천천히 좋아지게 하는 경우가 대부분입니다.

수술 전 안압은 10, 10에서 수술 후 안압은 9, 8로 측정되었습니다.

수술 2주부터는 빠른 시력 회복을 도모하기 위하여 스테로이드 안약 점안을 중단하였습니다.

수술 1개월 차 내원 시에는 우안 1.0, 좌안 0.9 나안시력을 보였습니다. 수술 6개월 후 우안 1.0, 좌안 1.0의 좋은 시력이 유지되어 경과 관찰을 마무리하였습니다.

2day라섹을 받으러 내원하셨다가 녹내장 최초 발견, 현재 녹내장 치료를 병행하여 안정화된 28세 남성분 케이스

28세 남자분으로 의사분이었습니다. 이분은 본인이 녹내장 고위험군 상태인 줄 몰랐다가 본원에서 라식 검사를 받으면서 녹내장을 처음 발견한 케이스입니다.

양안 -8디옵터 초고도 근시 환자분으로 2017년 10월 양안 2day라섹을 받았습니다. 2년 후 경과 관찰 때도 양안 각각 1.0으로 2day라섹 수술 결과는 잘 유지되고 있습니다. 하지만 녹내장 상태는 초기 정상 안압 녹내장으로 진단하여 약물 치료 및 정기 경과 관찰 중이며, 현재는 녹내장 상태

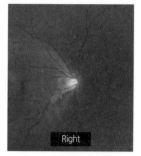
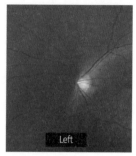

▲ 시신경 사진상 우안 근시성 시신경 변화 소견
(안구가 아래쪽으로 길어지면서 변화되는 경우가 좋지 않습니다.)

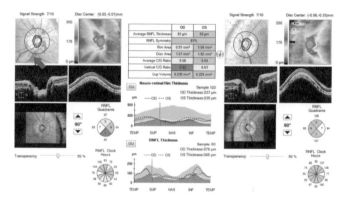

▲ 안구 단층 촬영상 시신경 하단 시신경 기능 저하 소견

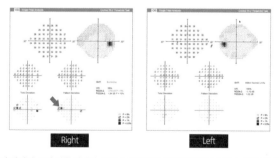

▲ 시야 검사상 우안 아주 경미한 시야 손상 정도가 관찰되어 정상 안압 녹내장 초기로 진단

가 매우 안정적으로 잘 유지되고 있습니다.

수술 전 굴절력

```
 2017. 10.  2   09:27
VD=12.00mm
<R>     S        C        A
      - 7.25 -  1.25  170   9
      - 7.25 -  1.25  170   9
      - 7.25 -  1.25  170   9
      - 7.25 -  1.00  165   9
    < 7.25 -  1.25  170>
        mm       D  deg
<R1   8.51   39.75  170>
<R2   8.24   41.00   80>
<AVE  8.38   40.25    >
<CYL       -  1.25  170>
<L >    S        C        A
      - 7.50 -  0.75  180   9
      - 7.50 -  0.50  180   9
      - 7.50 -  0.50  180   9
      - 7.50 -  0.50  170   9
    < 7.50 -  0.50  180>
        mm       D  deg
<R1   8.42   40.00    5>
<R2   8.20   41.25   95>
<AVE  8.31   40.50    >
<CYL       -  1.25    5>
PD 65
```

수술 후 굴절력

일자	SEQ	R/L	SPH	CYL	AXIS
2019-04-19	1	R	-0.50	-0.75	150
		L	-1.50	-0.25	5

수술 후 안압

일자	SEQ	R/L	IOP	corre IOP	PACHY
2019-04-19	1	R	14.3	17.9	459
		L	10.0	13.2	470

수술 전 안압

일자	SEQ	R/L	IOP	corre IOP	PACHY
2017-09-16	2	R	19.5	19.9	540
		L	19.0	19.3	542

나안시력

일자	SEQ	R/L	나안시력	양안시력	비고
2019-04-19	1	R	1.0		
		L	1.0	2.0-	

2day라섹 수술과 함께 녹내장 치료를 시작하였고, 이분은 라섹 수술을 받아서 안경도 벗고 다행히 녹내장도 발견하여 효과적으로 진행을 예방할 수 있게 된 경우입니다.

시력은 양안 각각 1.0 나안시력 결과를 보였으며 수술 전 안압은 18, 17에서 수술 후 12, 12로 측정되었습니다.

2day라섹 경과 관찰 마무리 후, 녹내장 정밀 경과 관찰로 치료 방향 전환한 28세 여성분 케이스

　세 번째 케이스는 28세 여자분으로 우안은 초기 정상 안압 녹내장, 좌안은 중기 정상 안압 녹내장으로 진단받았으나, 다른 안과에서 2년 이상 경과 관찰에서 약물 치료 없이도 진행하지 않는 양상을 보여서 수술 당시 약물 치료를 받지 않고 있는 상태로 내원하셨습니다.

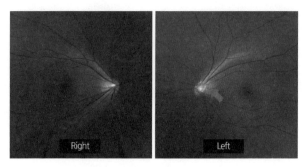

▲ 시신경 사진상 우안은 정상 소견, 좌안은 아래쪽으로 심한 근시성 시신경 변화 소견
(이런 변화가 녹내장 진행 가능성을 높이게 됩니다.)

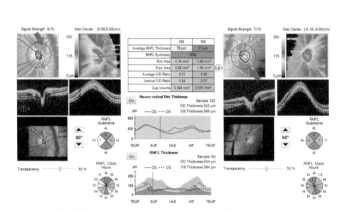

▲ 안구 단층 촬영상 우안 상방부와 좌안 하방부 시신경 하단에 시신경 기능 저하 소견

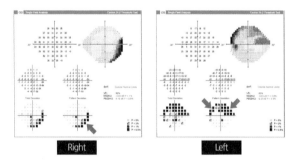

▲ 시야 검사상 우안 초기, 좌안 중기 시야 손상 소견
우안은 정상 안압 녹내장 초기, 좌안은 정상 안압 녹내장 초중기 진단

수술 전 굴절력

```
2019. 1.18  15:11
VD-12.00mm
<R>      S      C      A
       -5.50 - 2.50 180   9
       -5.25 - 2.50 180   9
       -5.25 - 2.50 180   9
     <- 5.25 - 2.50 180>
         mm    D   deg
<R1>   7.97  42.25 180>
<R2>   7.56  44.75  90>
<AVE>  7.77  43.50    >
<CYL>      - 2.50 180>
<L>      S      C      A
        6.75 - 0.25  15   9
      - 6.75 - 0.25  15   9
      - 6.75 - 0.25  15   9
     <- 6.75 - 0.25  15>
         mm    D   deg
<R1>   7.73  43.75   5>
<R2>   7.60  44.50  95>
<AVE>  7.67  44.00    >
<CYL>      - 0.75   5>
PD 63
```

수술 전 안압

일자	SEQ	R/L	IOP	corre IOP	PACHY
2019-01-11	1	R	17.5	17.3	554
		L	16.0	15.8	555

수술 1주 후 굴절력

일자	SEQ	R/L	SPH	CYL	AXIS
2019-01-29	1	R	+0.75	-0.75	170
		L	+0.00	-0.50	10

수술 6개월 후 굴절력

일자	SEQ	R/L	SPH	CYL	AXIS
2019-08-06	1	R	-0.75	-1.25	170
		L	-1.25	-0.50	10

수술 1주 후 안압

일자	SEQ	R/L	IOP	corre IOP	PACHY
2019-01-29	1	R	13.0	16.4	464
		L	14.3	17.6	467

수술 6개월 후 안압

일자	SEQ	R/L	IOP	corre IOP	PACHY
2019-08-06	2	R	12.0	14.8	479
		L	12.5	15.0	488

수술 1주 후 나안시력

일자	SEQ	R/L	나안시력	양안시력	비고
2019-01-29	1	R	0.9		
		L	1.0	1.0	

수술 6개월 후 나안시력

일자	SEQ	R/L	나안시력	양안시력	비고
2019-08-06	1	R	1.0		
		L	0.9	1.5	

근시 정도는 양안 약 -7에서 -8디옵터로 고도근시였습니다. 역시 2day 라섹은 일반 라섹보다는 빠른 상처 회복과 시력 회복을 보이기 때문에 스테로이드 안약 점안 기간과 강도가 단축되므로 양안 2day라섹을 시행하였습니다.

양안 2day라섹을 시행받고 양안 각각 1.0 나안시력이 나왔으며, 수술 6개월 후 마지막 경과 관찰까지 좋은 시력을 유지하였습니다. 현재 2day 라섹 경과 관찰은 마무리하였지만 6개월마다 녹내장 정기 경과 관찰 중입니다.

경과 관찰상 우안은 단순히 진행하지 않는 시신경 손상으로 보이지만, 좌안은 진행 가능성이 높은 중기 녹내장으로 판단했습니다. 약물 치료가 꼭 필요한 상태이므로, 환자분께서 원하지 않았음에도 약물 치료 예정인 분입니다.

녹내장이 있는 환자분들이 단순히 '2day라섹을 받아도 녹내장과 무관하니까 괜찮다'는 정도에서 끝나는 것이 아니라 2day라섹 전 정밀한 녹내장 검사를 반복하여 정확하게 녹내장 상태를 판단 진단하게 됩니다. 또 수술 후 2day라섹으로 좋은 시력을 얻는 것뿐만 아니라 지속적이며 장기적인 경과 관찰로 녹내장 상태를 판단하여 녹내장 질환 자체를 안정화시키는 것에 목표를 두고 관리하고 있습니다.

알기 쉬운 녹내장 클리닉

라식 · 라섹 검사에서 녹내장 정밀검사가 중요한 이유

불과 20년 전만 하더라도 녹내장이란 높은 안압이 시신경을 손상시켜 시야 및 시력을 잃게 되는 병으로 통했습니다. 또한 실명에 이르는 무서운 병으로 알려져 왔습니다.

하지만 최근 20년간 녹내장 진단장비와 치료 방법이 비약적으로 발전해 현재 녹내장은 예방 가능하며, 완벽하게 통제 가능한 질환으로 인식이 바뀌었습니다. 이전의 상식과 다르게 우리나라의 경우 전체 녹내장 환자의 80%가 안압이 정상 범위에 있는 정상 안압 녹내장이며, 정상 안압 녹내장 환자의 2/3 정도가 근시로 알려져 있습니다.

즉, 우리나라의 경우 실제로 안압이 높아서 유발되는 녹내장은 극소수이며, 대부분의 녹내장은 근시 변화에 의한 정상 안압 녹내장이라고 보아도 무방합니다.

녹내장은 초기에는 대부분 증세가 없으므로 본인이 첨단 녹내장 장비를 갖춘 안과에서 정밀 녹내장 검사를 받지 않는 이상 녹내장을 발견하기는 어렵습니다.

그러므로 녹내장 가능성이 높은 근시 환자분들이 라식 · 라섹과 같은 시력 교정 수술을 받기 위하여 라식 · 라섹 검사를 받을 때 예방 차원에서 녹내장 검사를 시행하는 것은 장기적으로 녹내장을 예방하는 가장 효과적인 방법이라 할 수 있습니다.

우리나라에 정상 안압 녹내장과 근시 변화에 의한 정상 안압 녹내장 환자가 많고 40세 이전 젊은 근시를 가진 정상 안압 녹내장 환자가 많은 이유

성장기에 근시가 진행될 때, 근시 변화에 의해서 안구를 지지하는 공막이 얇아지거나 약해져 시신경 세포를 보호해 주지 못해 시신경 손상이 지속적으로 진행되는 것이 40세 이전 젊은 근시 환자에서 녹내장이 많은 주원인입니다.

참고로 10여 년 전만 하더라도 녹내장이 상당히 진행되어 시야가 손상된 상태가 되어야만 발견·진단이 가능했지만 현재는 첨단 장비의 개발로 녹내장으로 진행되기 훨씬 전(녹내장 고위험인자 단계)부터 조기 진단 및 예방적 치료가 가능해졌습니다.

즉, 조기 진단 및 예방적 치료로 녹내장 고위험인자나 녹내장 예상 환자의 조기 발견 및 관리가 가능해졌으며, 나아가 녹내장 질환 예방이 가능해졌다고 볼 수 있습니다. 의학 기술의 발전으로 이제 녹내장은 통제 가능한 질환이 되었다고 볼 수 있습니다.

참고논문

Risk factors for visual field progression of normaltension glaucoma in patients with myopia, *Can J Ophthalmol*, 2016, pp. 107-113.
Intereye comparison of ocular factors in normal tension glaucoma with asymmetric visual field loss in Korean population, *PLos One*, 2017.
「정상안압녹내장에서 근시가 녹내장의 진행에 미치는 영향」, 《대한안과학회지》 제48권 제4호, 2007, pp. 527-534.

❖ 라식 검사에서 '시신경 유두함몰이 크거나 변형되어 있다', '녹내장 고위험 인자', '녹내장 예상 환자'라는 이야기를 들었다면…

'시신경 유두가 정상보다 크거나 변형되어 있다'는 설명을 들은 환자분들은 안과에서 자세하게 설명하여 안심시켜 드리지만, 혹시나 인터넷상의 왜곡된 지식을 접하고 걱정하는 부분이 있을까 염려되어 말씀드립니다.

단지 시신경 유두가 정상보다 크거나 변형되어 있는 경우는 녹내장 진단과는 다른 정상상태이며, 이러한 환자들 중 일부만이 지속적으로 시신경 세포가 빠른 속도로 손상이 진행된다면 추후 녹내장으로 발전할 수 있음을 의미합니다.

그러므로 현재는 당연히 녹내장이 아니므로 약물 치료가 필요 없으며, 추후 지속적인 경과 관찰상에서 시신경 손상 패턴이 진행되는 양상을 보일 경우 약물 치료 등이 제한적으로 필요할 수 있습니다.

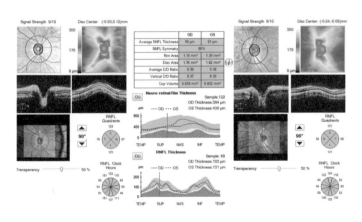

정상 환자의 안구 단층 촬영 결과

'시신경이 크다', '시신경 함몰이 심하다', '시신경 변형이 심하다'라는 이야기를 들었을 때는 다음 세 가지 중 하나라고 생각하시면 됩니다.

첫째, 녹내장 진단

단순히 시신경 유두 함몰이 큰 것에 국한되지 않고, 현재 계속 시신경 손상이 진행되고 있다면, 녹내장으로 진단이 가능하며, 이에 대한 치료가 반드시 필요합니다.

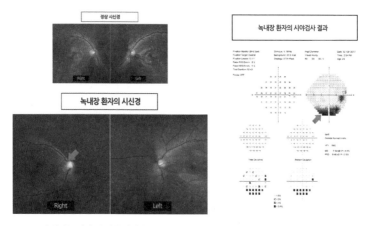

▲ 위 환자는 정상 시신경 사진과 비교 시 오른쪽 눈에 시신경 함몰이 심한 소견이 관찰됩니다.

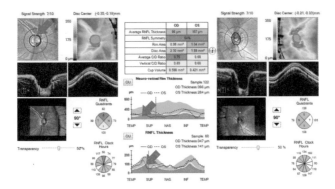

▲ 위 환자는 안구 단층 촬영검사상에서도 정상 환자의 안구 단층 촬영검사와 비교 시 시신경 함몰이 큰 부위와 일치하는 시신경 섬유 손상이 관찰됩니다. 또한 시야 검사에서도 같은 부위에 시야 손상이 관찰되어 녹내장이 확진된 환자의 검사 소견입니다.

둘째, 녹내장 예상 환자 진단

시신경 함몰이 크면서, 시신경 함몰 양상이 시신경 손상을 의미하는 양상을 띠지만 현재 시신경 손상이 진행되고 있지 않다면 녹내장 예상 환자로 진단하며, 반드시 정기적인 경과 관찰이 필요합니다.

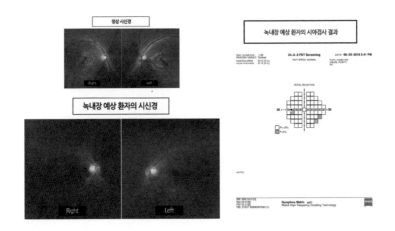

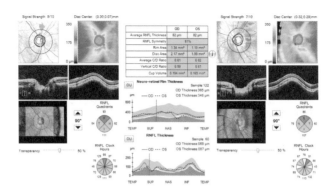

셋째, 시신경 유두 비대증 진단

단순히 시신경 크기가 크며 그 외에 이상소견이 없는 경우는 시신경 유두 비대증으로 진단하며, 녹내장 예상 환자로 전환될 수 있으므로 정기적인 경과 관찰이 필요합니다.

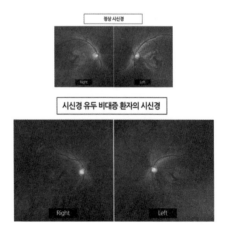

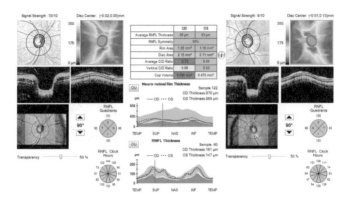

　즉 환자분이 시신경이 크다는 이야기를 들었을 때 위 세 가지 중 한 경우에 해당하며, 이를 정확하게 알기 위해서는 안구 단층 촬영검사와 시야 검사를 이용하여 6개월 간격으로 지속적인 경과 관찰을 시행하는 것이 가장 중요합니다.

　우리 인체는 노화 등에 의해 시신경 세포가 1년에 2만 개 정도는 정상적으로 계속 소멸하지만, 첫 번째의 경우처럼 정상적인 소멸 속도보다 더 빨리 소멸하여 시신경 손상이 일어나고 있다면 이를 억제하기 위한 치료가 필요합니다.

　두 번째나 세 번째의 경우처럼 정상적인 소멸 속도와 비슷하다면 추가적인 치료 없이 경과 관찰을 계속하는 것이 필요합니다.

❖ 녹내장으로 진단받은 경우 지켜야 할 사항과 주의사항

첫째, 정확한 가이드라인에 맞게 녹내장 진단이 확진된 것인지 확인이 필요합니다.

옛날처럼 안압이 높다든가, 단순히 시신경 촬영 소견만으로 진단받은 경우에는 추가적인 안구 단층 촬영검사와 스탠다드 시야 검사(험프리) 등 정밀검사를 시행하여, 정확하게 녹내장이 맞게 진단되었는지 확인이 필요합니다. 실제로 타 안과에서 녹내장이라고 진단받은 환자분들 중에는 단순 고도근시성 변화이거나, 녹내장 고위험인자 환자인 경우가 많습니다. 특히 단순 시신경 손상 상태와 녹내장과의 감별 진단은 진행 여부가 가장 중요한데, 진행 여부를 알기 위해서는 최소 2년 정도의 경과 관찰이 필요한 경우도 있습니다.

- 시신경 촬영검사에서 녹내장을 의심할 만한 손상 부위가 관찰되고,
- 안구 단층 촬영검사(OCT)상 이에 부합하는 부위에 시신경섬유 손상이 관찰되고,
- 시야 검사상(험프리 시야 검사기가 가장 권장됩니다) 위의 소견과 일치하는 시야 손상이 관찰되어야만 녹내장으로 확진이 가능합니다.

하지만 위의 검사상 부족한 부분이나 부정확한 검사 소견이 있다면 추가 검사나 장기적인 경과 관찰 검사를 시행해야 합니다.

둘째, 정확한 진단이 맞는다면 너무 불안해하거나 조바심 내지 마시고 차분하게 치료를 시작하면 됩니다.

인터넷상 부정확하거나 대략적인 이야기에 불안해하지 마시고 정확하게 자신의 검사 소견에 맞는 적절한 진료를 받으면 됩니다. 녹내장 치료는 최근 10여 년간 안과 진료에서 가장 비약적인 발전을 이룬 분야로 초기 녹내장 환자는 대부

분 수술이 필요 없으며, 효과적인 약물 치료만으로도 환자분이 수명을 다할 동안 시력과 시야를 유지할 수 있습니다. 어떠한 약물 치료를 시행하느냐는 검사 결과 및 경과 관찰에 따라 결정됩니다.

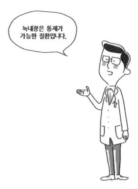

셋째, 주기적인 경과 관찰과 약물 치료를 꼭 지키도록 합시다.

처음에는 너무 걱정돼서 이 병원 저 병원 다니시던 환자분들도 6개월 정도가 지나면 오히려 병원에도 오지 않고, 약도 제대로 점안하지 않는 경우가 너무 흔합니다. 녹내장은 1~2년 사이에 갑자기 진행되거나 좋아지는 질환이 아니라 수년, 수십 년에 걸쳐 서서히 진행되는 질환이므로 환자의 꾸준함과 의사에 대한 신뢰가 치료 결과에 매우 큰 영향을 끼칩니다.

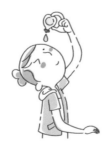

넷째, 녹내장은 당뇨나 고혈압처럼 만성질환이지만, 훨씬 잘 조절되고 관리될 수 있는 안전한 질환입니다.

단, 치료 시기를 놓치면 손상받은 눈을 다시는 살릴 수 없으므로 예방적 검사를 이용한 조기 발견과 꾸준한 치료가 필수적이라고 할 수 있습니다.

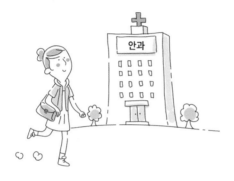

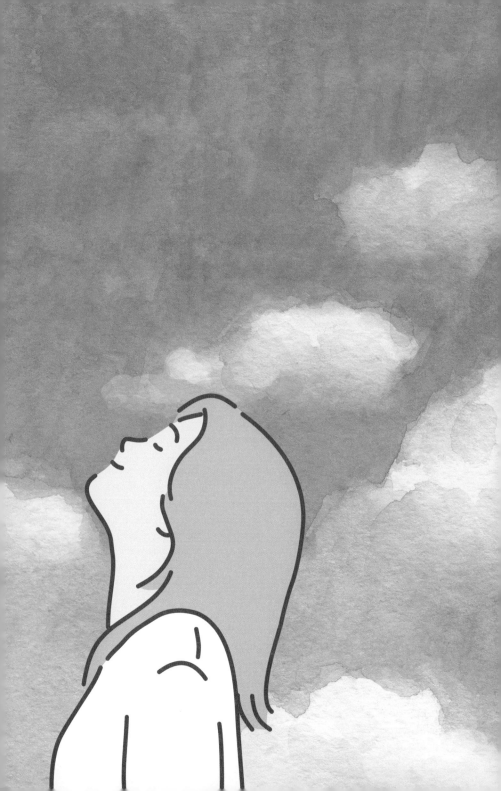

Part 3

원장님 가족이라면
2day라섹
수술 시키시겠요?

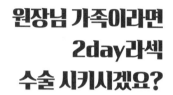

초고도 근시 딸 수술 체험기

-10디옵터 초고도 근시 딸 2day라섹 수술 체험기 1:
수술 여부 · 수술 방법 결정

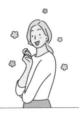

2019년 6월 말, 인생에서 가장 힘들었을 대학 입학시험을 끝낸 딸이 6월 중순 고등학교 졸업식을 마치고, 가장 먼저 한 일은 라섹 수술을 받은 것입니다.

딸은 여섯 살 때부터 안경을 썼고, 소프트렌즈를 착용하지 않았기 때문에 안경을 벗고자 하는 마음이 너무나 간절했습니다.

안과 의사인 아빠로서 처음에는 '너무 조급하게 빨리 수술하는 게 아닌가' 하는 마음도 있었지만, 수술 후 한 달 반이 지난 지금은 딸의 생활 패턴이 완전히 달라지고, 자존감이 높아진 모습을 볼 때마다 '참 잘한 판단이었구나' 하는 마음이 듭니다.

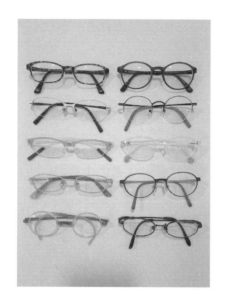

▲ 여섯 살부터 수술 전까지 딸이 썼던 안경 모음

수술 전 준비

안과 의사로서 딸이 고도근시와 고도난시가 있는 건 알았지만, 최근 2년간 눈 검사를 한 적이 없기 때문에 검사 결과가 몹시 궁금했습니다. 결과는 우안 근시 -7.75디옵터 난시 -2.25디옵터 / 좌안 근시 -7.25디옵터 난시 -2.00디옵터였습니다.

부정난시가 있어 안경을 착용한 교정시력은 0.8에서 0.9가 나왔습니다. 근시, 난시 합치면 -10디옵터 이상, 초고도 근시이므로, 안내렌즈삽입술(ICL)과 2day라섹 중 하나를 고민해야 했습니다.

굴절력은 초고도 근시이지만, 동공 크기가 작고 각막 두께가 두꺼운

편이라서 2day라섹이 더 유리할 것으로 판단하여 2day라섹을 하기로 결정했습니다.

```
2019.  6.  1    11:38
VD=12.00mm
<R>      S        C       A
      - 7.75  -  2.25    15    9
      - 7.75  -  2.25    15    9
      - 7.75  -  2.25    15    9
    <- 7.75  -  2.25    15>
         mm          D  deg
<R1    8.58    39.25   10>
<R2    8.15    41.50  100>
<AVE   8.37    40.25     >
<CYL          2.25   10>
<L>      S        C       A
      - 7.25  -  2.25   165    8
      - 7.25  -  2.25   165    8
      - 7.25  -  2.00   165    8
    <- 7.25  -  2.25   165>
         mm          D  deg
<R1    8.66    39.00  170>
<R2    8.23    41.00   80>
<AVE   8.45    40.00     >
<CYL          2.00  170>
PD 64

2019.06.01
```

▲ 우안: 근시 -7.75D 난시 -2.25D / 좌안: 근시 -7.25D 난시 -2.00D

안과적 질환 유무를 체크하기 위해 녹내장, 망막 검사를 시행하였습니다. 정밀검사에서 초고도 근시임에도 시신경 변형이 심한 것 외에는 특별한 이상소견은 없었습니다.

2015년 시신경 검사 결과와 차이가 없고 시야 검사가 정상이기는 했지만, 안구가 굉장히 길어져 있으며 초고도 근시에서 발견되는 시신경 변형이 있었으므로 1년마다 정기적으로 녹내장 검사를 체크하기로 하였습니다.

-10디옵터 시신경 변형이 심한 시신경 모양

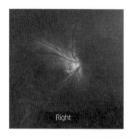
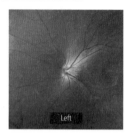

참고 정상 시신경 모양

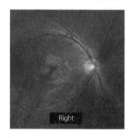
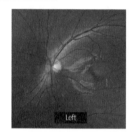

참고 길어진 안구 모양과 정상적인 안구 모양 비교

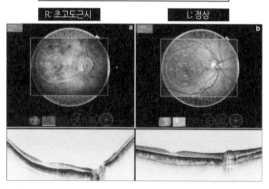

▲ 참고 사진: 왼쪽은 우안 초고도 근시로 길어진 안구 모양, 오른쪽은 좌안 정상적인 안구 모양

우리는 항상 두 가지 선택지 중 하나를 선택해야 하는 고민의 연속 속에서 살고 있습니다.

각막을 안경 모양으로 깎아서 시력을 교정하는 시력 교정 수술인 라섹 수술도 절삭 면적 vs 절삭량, 빠른 시력 회복 vs 장기간 시력 안정성, 빠른 상처 회복 vs 통증 및 불편함이라는 각각의 두 가지 사항들을 모두 선택하면 좋겠지만 항상 더 중요한 부분 하나를 결정·선택해서 진행해야만 합니다.

① 절삭 면적 vs 절삭량

딸은 시축과 동공의 중심이 0.34mm로 갭이 큰 편이어서(초고도 근시의 경우 안축장이 길어지면서 눈이 한쪽 방향으로 편향되어 길어지게 되므로 이러한 현상이 흔합니다. 수술 시 반드시 이러한 갭을 확인하고 보완하는 방향으로 수술이 이루어져야 합니다.) 보통 -10디옵터 수술 시보다 절삭 면적을 더 넓게 가져가기로 계획을 세웠습니다.

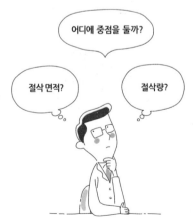

② 빠른 시력 회복 vs 장기간 시력 안정성

라식 · 스마일 라식 · 일반 라섹 · 2day라섹 모두 각막에 상처를 내어 시력을 교정하기 때문에 상처가 회복되는 과정(보통 퇴행이라고 합니다)에서 시력 변화가 있으며, 이러한 변화 과정을 긍정적으로 이용하여 원하는 최상의 시력을 얻게 됩니다.

즉 수술 전 예상한 양만큼 정확하게 퇴행 현상을 유발하여 예상한 굴절 정도로 마무리가 되면 완벽한 수술 결과를 얻게 되지만, 오히려 퇴행 현상이 적게 생기면 시력 회복 속도가 늦어져 불편함이 오래 지속됩니다. 반대로 퇴행 현상이 더 활발하게 진행되면 시력 저하 가능성이 있게 되므로 이를 예방하기 위하여 오랜 기간 약물을 투여해야 합니다.

그런데 우리가 옷을 입을 때도, 옷을 좀 헐렁하게 입는 걸 선호하는 사람이 있는 반면, 꼭 맞게 입는 걸 선호하는 사람이 있습니다.

마찬가지로 우리의 시력도 개개인에 따라서 선호도가 다를 수 있는데, 안경을 맞출 때 원거리가 아주 잘 보이는 걸 좋아하는 사람이 있는 반면, 너무 잘 보이면 어지럽거나 불편해서 원거리가 좀 덜 보이더라도 편한 안경을 선호하는 사람이 있습니다.

시력 교정 후 시력도 이와 비슷합니다. 수술 후 시력 결과가 아주 잘 보이게 나오면 너무 행복해하는 분들이 있는 반면, 너무 잘 보이면 조절근을 자주 사용해야 하므로 초점이 불편하거나 원거리에서 근거리로 시선을 바꿀 때 조절 작용이 불편해서 어려움을 느끼는 분들도 있습니다.

정답은 없지만 이런 분의 경우에는 100점의 완전한 시력보다는 90점의 약간 덜 보이면서 편한 시력이 더 적합하다고 할 수 있습니다.

저 같은 경우도 항상 근시를 덜 교정하고 근시를 좀 남겨놓아서, 원거리가 조금 덜 보이게 안경을 맞추어서 착용합니다. (이런 안경을 착용한 경우 장시간 근거리 작업에 유리합니다.)

딸도 근거리 작업을 많이 하고 어렸을 때부터 시력이 자주 나빠지는 것을 예방하기 위하여 안경을 80% 정도만 교정하여 착용했기 때문에 시력 교정 결과도 완전 교정보다는 빠른 시력 회복을 하면서 약간 저교정하는 방향으로 계획을 세웠습니다.

③ 빠른 상처 회복 vs 통증 및 불편함

2day라섹을 받은 환자의 80% 정도가 수술 후 2병일(다다음 날)에 렌즈를 제거하고 3병일에 대부분 정상 생활로 복귀합니다.

2010년 이 시력 교정 수술을 개발하여 시행한 후 2011년 이 수술 방법을 대한안과학회 학술대회에 국내 처음으로 발표하였을 때, 당시 안과 의사 어느 누구도 믿지 않았고 별로 관심도 없었습니다.

심지어는 2day라섹이 널리 알려진 2020년 지금도 네이버 지식인에 2day라섹을 검색해 보면 다음과 같은 안과 의사분의 답변이 있습니다.

안녕하세요. 대한의사협회 · 네이버 지식iN 상담의사 000입니다.

일부 안과에서 2day라섹이라는 것을 아마도 2일 만에 회복 및 일상생활이 가능한 라섹으로 홍보를 하고 있는 것 같은데, 각막의 창상치유 과정과 각막 상피의 생리를 정확하게 이해하고 있는 안과 의사라면 수술 후 2일 만에 회복하는 것은 불가능하다고 알고 있습니다. 즉, 그 어떤 라섹을 해도 2일 만에 회복하는 것은 불가능하고 이것은 과장된 표현입니다. 각막의 상피를 벗겨내면 다시 재생되는 데만 2~3일 걸리고 이것이 제 기능을 하려면 수일이 더 소요됩니다. 그렇기 때문에 대부분의 안과에서는 수술 후 보호렌즈를 5~7일 뒤에 빼는 것이죠. 2day라섹이라는 것은 그냥 이름뿐입니다. 몸의 정상적인 생리과정을 역행하는 수술법은 불가능합니다. 단지 몸의 정상적인 회복 과정에 순응하면서 효과적이고 안정적으로 회복을 유도하는 수술법이 최선입니다.

-네이버 지식인 중에서 어느 안과 의사의 답변

2day라섹은 '2일 만에 상처가 회복되어 보호용 렌즈를 제거한다'고 해서 이름 붙인 것일 뿐, 당연히 2일 만에 기능이 완벽하게 회복되는 것을 의미하지는 않습니다. 완벽한 시력 회복은 수주에서 수개월이 걸립니다. 하지만 위의 글처럼 발전하는 의학기술을 이해 못 하고 사실을 왜곡하여 답변을 하는 안과 의사분도 계십니다.

저희 안과에서만 2016년 이래 17,000케이스의 환자분들이 정확하게 수술 2병일째 보호용 렌즈를 제거하고 정상 생활로 복귀했는데 이런 답변은 참 답답합니다.

2015년에는 '2day라섹 후 2일 만에 보호용 렌즈를 제거하는 것은 허위사실'이라고 경쟁 안과에서 세 차례에 걸쳐 보건소에 민원을 제기하는 바람에 보건소 실사를 2회 받았지만 모두 사실임이 확인되었습니다.

이를 계기로 기존의 수술 방법을 개선한 새로운 수술 방법이 도입되어 대중적으로 안착되기까지는 최소한 7~8년의 시간이 필요함을 깨닫게 되었습니다.

10년이 지난 지금은 많은 안과 의사분들이 미팅이 있을 때마다 2day라섹에 대하여 궁금한 점을 저에게 물어보시고 고맙게도 오히려 본인의 지인분들의 수술을 2day라섹으로 저에게 의뢰해 주셔서 감사하기까지 합니다.

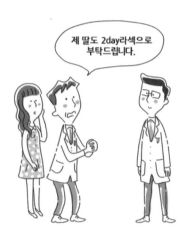

2016년에는 대한안과학회 학술상을 수상하기도 하였으며, 현재는 20여 개 안과에서 '2day라섹'이라는 동일한 이름의 유사한 수술 방법을 만들어 광고하고 있는 실정입니다.

요즘에는 2day라섹이 일반 라섹과는 다르게 단순히 상처 회복 속도만 빠른 장점이 있는 것이 아니라 수년간 상처 회복에 대한 여러 노하우가 축적되어, 환자 개개인의 필요에 따라서 좀 더 빨리 상처를 회복시키는 목적으로 추가적인 약물을 처치하거나, 반대로 상처 회복을 천천히 하면서 2~3일 동안 통증을 최소화하면서 편안하게 지내는 방법 등을 선택할 수 있습니다.

딸은 오전 일찍 수술을 하고, 엑스트라도 함께 시행할 예정이었으므로 상처 회복이 매우 빠를 것으로 예상되어, 눈을 편하게 하는 약을 함께 점안하면서 상처 회복 기간을 2~3일 정도에 맞추기로 계획했습니다.

2day라섹에서 상처 회복이 빨라 렌즈를 빨리 제거하는 경우
① 각막 만곡도가 볼록한 경우
② 초고도 근시인 경우
③ 엑스트라 시술을 받은 경우

2day라섹에서 상처 회복이 다른 사람보다 더딘 경우
① 오후 늦게 수술한 경우
② 각막 만곡도가 평평한 경우
③ 동공이 커서 매우 넓게 레이저를 조사한 경우
④ 라섹 전 콘택트렌즈를 오래 착용해서 상피 재생 능력이 떨어져 있는 경우

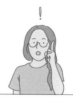

수술 당일부터 2일 후 렌즈 제거 시까지

수술 당일

병원에서 쓰는 'VIP 증후군'이라는 용어가 있습니다. '수술 시 VIP라고 일반적인 루틴과 다르게 특별히 신경을 쓰면, 오히려 수술 결과가 더 좋지 않거나 평소와는 다른 문제가 생기는 것'을 말합니다. 그래서 저는 저희 직원이나 제 지인분들을 집도할 때도 평소와 다름없이 늘 하던 루틴대로 수술을 하려고 합니다.

시력 교정 수술에 임하기 전, 저의 루틴입니다.

'3번 반복 검사하고 3번 확인한다.'

'모든 데이터는 반드시 내가 확인한다.'

'내가 최선을 다하면 하늘도 도와준다고 믿는다.'

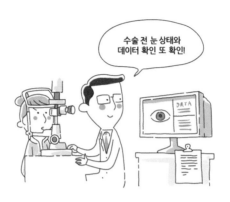

3번 반복 검사하고 3번 확인한다.

각막 두께, 굴절 정도, 절삭 면적 등 반드시 확인할 중요 데이터는 3번 반복해서 검사합니다. 수술 전날 저녁에는 반드시 다음 날 모든 환자의 데이터를 직접 확인하고, 가상으로 시뮬레이션하여 수술 당일 확인이 필요한 사항은 반드시 다시 검사합니다.

상처가 빨리 혹은 늦게 아물고, 시력이 빨리 혹은 늦게 회복되는 건 환자의 생체 능력에 따라 당연히 차이가 있겠지만, 이렇게 완벽하게 예측할 수 없는 부분도 꼼꼼하고 완벽하게 미리 준비했기 때문에 지난 20년간 항상 좋은 결과가 있었다고 믿습니다.

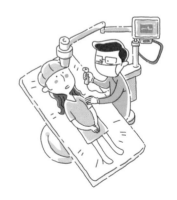

딸은 양안 **2day라섹**과 **엑스트라**를 시행받았습니다.

각막 모양은 상부 부정난시가 있어서 비대칭 소견이었지만, 엑스트라 라섹을 필수로 해야 할 정도로 심하지는 않았습니다.

수술 전 각막 지형도 검사 결과: 상부돌출 소견

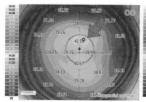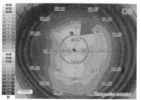

엑스트라 시술의 장점

엑스트라 시술은 라섹 수술 직후 수술 부위 염증을 감소시켜 통증을 줄이고 빠른 상처 회복과 시력 회복 소견을 보이는 결과를 유도합니다. 또한 장기적으로 혼탁 예방 효과가 있으므로, 수술 후 스테로이드 안약 점안 기간을 단축시키고 수술 시 혼탁 방지제 사용 시간을 줄이는 장점이 있습니다.

이러한 결과는 이미 지난 7년간 저희 안과에서 10,000케이스 이상의 엑스트라를 시행한 결과 입증되었지만, 일부 안과나 인터넷 등에는 아직도 엑스트라에 대하여 '엑스트라 시술을 하면 안압이 높다'는 등 사실과 다른 잘못된 내용이 기술되어 있는 것을 보면 과연 엑스트라 시술을 100케이스 정도라도 시행해 보고 그렇게 이야기하는 것인지 너무 답답한 마음이 들 때가 한두 번이 아닙니다.

엑스트라 시술도 2014년 이오스안과에서 국내 최초로 시행한 이래, 종합적인 시술 결과를 2015년 대한안과학회 학술대회, 대한굴절학회 초청 발표, 유럽굴절학회에 공식 채택 발표를 거쳐 지금은 라섹 수술 시 안전성뿐만 아니라 편의성·안정성을 향상시킬 수 있는 매우 효과적인 추가 시술 방법으로 활발하게 사용 중입니다.

최근에는 각막이 건강하여 엑스트라 시술이 반드시 필요한 상태가 아닌데도 일부러 엑스트라 시술을 추가해서 시술받고자 하는 환자분들이 많지만, 엑스트라 시술은 추가적으로 수술 시간이 많이 소요되기 때문에 꼭 필요한 경우에만 시술하고 있습니다.

수술은 6월 24일 수요일에 시행하였습니다. 오전 일찍부터 진료와 수술이 있었기 때문에 진료가 시작되기 전인 오전 9시 30분에 수술을 시작하였습니다. 오른쪽은 2day라섹 2분, 엑스트라 3분 정도 소요되었고, 왼쪽 눈은 수술 도중 딸이 "좀 어지러워요"라고 해서 더 빨리 2day라섹 1분, 엑스트라 3분 정도로 초스피드로 수술을 마쳤습니다. 그리고 수술 후 다른 환자분들처럼 진료실에서 보호용 렌즈를 잘 착용하고 있는 것을 확인한 후 귀가시켰습니다.

사실 수술 전에는 '내가 직접 딸의 라섹 수술을 집도하는 기분이 어떨까?' 몹시 궁금했습니다. '떨리거나 불안하거나 걱정되거나 하는 느낌일까?' '성취감을 느끼는 기분일까?' 여러 생각을 해보았습니다.

결론적으로는 그냥 다른 환자분들을 수술하는 느낌과 동일했습니다.

수술하기 전 환자에 대한 모든 데이터를 머릿속에 입력하고 5분에서 12분 정도의 수술 시간 동안 모든 감각과 신경을 수술에 집중하고, 한 분의 수술이 끝나면 다시 다음 환자분의 모든 데이터를 머릿속에 입력하고 그 부분만 집중하면서 수술에 임하고….

결국 항상 최선을 다하는 루틴대로 했기 때문에 딸의 수술도 별다른 차이 없이 무사히 마쳤습니다. 딸의 수술이 끝난 후에도 딸과 같은 방식으로 6명의 환자분들의 수술을 오전에 성공적으로 마쳤습니다. 안과 의사로서 모든 환자분들을 대할 때 '제 가족의 눈을 수술하는 마음으로 최선을 다하겠습니다'라는 마음가짐으로 지난 20년간 진료와 수술에 임한다고 항상 자부했습니다.

하지만 최근에는 몸이 피곤하거나 나태해질 때마다, '환자들을 제 가족을 위하는 마음의 반도 안 되는 정성과 진심으로 대하고 있지 않은가?' 라는 의구심으로 심하게 제 자신을 자책하는 경우가 많았습니다.

하지만 오늘 딸을 직접 수술하고 수술을 준비하는 과정을 경험해 보니, 딸을 수술하는 제 정성과 다른 환자분을 수술하는 제 정성과 진심이 다르지 않음을 확인하였고, 그런 제 스스로에게 무한한 칭찬과 격려를 보냈습니다.

오히려 2001년생인 딸은 제가 이오스안과를 개업하던 해 태어나서 우리 병원 여러 실장님과 갓난아기 때부터 같이 지내왔기 때문에 20년째 저희 병원에서 함께하고 있는 총괄실장, 수간호사 등이 딸이 수술한다고 해서 유난히 더 긴장하는 거 같았습니다.

수술 첫째 날: 통증은 없고 약간의 이물감만!

2day라섹 당일은 저녁에 진료를 마치고 귀가하니 딸은 다른 환자분들처럼 선글라스를 끼고 계속 잘 자고 있었고, 목요일인 첫째 날은 제가 쉬는 날이라서 같이 팟캐스트를 들으면서 하루를 보냈습니다.

딸은 눈이 아프지는 않지만 마른 느낌과 이물감이 계속 있었고, 그때마다 자가혈청 눈물 점안 및 얼음팩 찜질을 계속하였습니다. 얼음팩은 여러 개를 구입하여 냉동실에 교대로 얼려가며 사용하였습니다. 핸드폰과 컴퓨터 화면을 볼 수는 있었지만 보호용 렌즈를 착용하고 있기 때문에, 눈이 부셔서 터치 화면이 가능한 컴퓨터의 글자를 크게 한 후 사용하였습니다.

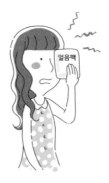

얼음팩은 귀찮더라도 통증 감소 효과가 있으므로 수술 후 사용을 권장합니다.

수술 2일째: 성공적으로 보호렌즈 제거!

2일째 렌즈를 성공적으로 제거하였고, 4일째부터 버스를 이용하여 학원도 다니고 6일째는 친구와 콘서트도 다녀왔습니다. 딸 이야기로는 보이는 것은 다 보이는데 퍼져 보인다고 하였습니다.

일주일째 나안시력은 우안 0.7, 좌안 0.7이었습니다. 세극등 검사상 우안은 초고도 근시에서 나타나는 경미한 초기 혼탁 소견이 있었으며, 좌안은 상피 표면이 부분적으로 불규칙한 양상을 보였습니다.

이러한 소견들은 2day라섹 초기 1~2주까지 흔하게 관찰되는 소견으로 소염제를 점안하면 대부분 개선됩니다. (일반 라섹의 경우에는 표면이 거칠거나 불규칙한 소견이 2~3개월 지속되어 시력 회복이 더딘 주요한 원인이 됩니다.)

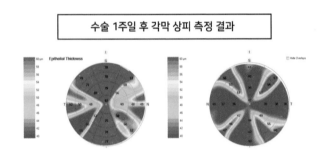

수술 1주일 후 각막 상피 측정 결과

빠른 개선을 위해서 지금까지 점안 중인 옵타론 대신 로테맥스로 소염제를 바꿔서 일주일간 점안하였습니다. 2주째부터 일주일간 로테맥스를 점안한 결과 시력은 우안 1.0, 좌안 1.0으로 개선되었으며, 우안과 좌안 모두 각막이 규칙적으로 깨끗해져서, 로테맥스 점안을 중단하고 안약을 옵타론으로 바꿔서 점안하였습니다.

수술 10일째부터는 본인의 2019년 버킷리스트 중 하나인 스쿠버다이빙 교육을 시작했습니다. 단순히 취미로 배우는 것이 아니라, 역사가 전공인 딸이 고대 해저유물탐사 NGO 활동을 위해서 반드시 마스터해야 하는 과정이라서 반대하지 않았습니다. 환자분들께도 2day라섹 수술 직후부터 수영은 적극적으로 권하는 편입니다. 수영 자체가 해롭지 않고, 오히려 보습 효과가 있어 수술 직후 일시적인 안구건조증 증상을 완화해 주기 때문입니다.

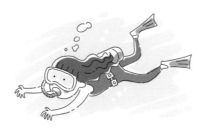

그런데 이때부터 시력이 좋아져서 잘 보이니까, 딸은 약을 거의 점안하지 않게 되었습니다. "너는 초고도 근시여서 약 넣지 않으면 혼탁, 퇴행 생기고 시력 떨어진다"고 협박을 해도 넣지 않습니다.

아빠를 너무 믿는 딸 때문에 아빠는 요즘 힘듭니다. 그래서 딸이 자고 있는 동안 새벽에 한 번, 아침에 한 번, 저녁에 한 번 약을 넣어줍니다. 지금 한 달 반이 지났고 앞으로 한 달 반 더 이렇게 해야 하니 참 답답합니다.

-10디옵터 초고도 근시 딸 2day라섹 수술 체험기 3:
수술 후 2주부터 한 달 반째 단기적 경과 관찰 기록

특별한 불편 사항은 없다고 합니다. 수술 후 시력은 우안 1.0, 좌안 1.0 양안 2.0이지만 대비감도는 아직 완전히 회복되지 않아서 가끔씩 어둑어둑 보인다고 합니다. (시력, 굴절력, 선명도, 대비감도 중 대비감도는 가장 늦게 회복되며 대부분 6개월 정도 시간이 필요합니다.)

수술 2주째
저랑 영화를 보러 갔는데 재미있게 잘 보더군요. 아직은 눈부심이 있어서 영화 화면이 아래 그림처럼 퍼져 보인다고 하더군요.

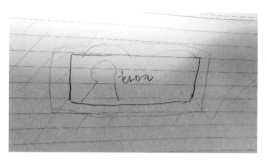

▲ 영화 화면이 퍼져 보인다고 딸이 직접 그린 그림

수술 3주째

저랑 홍대 상상마당에서 열린 콘서트에 다녀왔습니다. 조명이 강렬해서 눈이 조금 부셨지만 특별히 불편한 점은 없다고 하였습니다.

수술 한 달 반째

동생이랑 영화를 보고 왔는데 큰 불편함은 없지만, 화면은 아직도 퍼져 보인다고 합니다. 초고도 근시임을 감안하면 퍼져 보이는 소견이 완전히 개선되기까지는 6개월 이상의 시간이 필요할 것으로 보입니다.

각막을 이용한 시력 교정 수술은 각막을 깎거나 제거해서 시력을 교정해야 하기 때문에 수술 후 상당 기간 동안은 퍼져 보이거나, 뿌옇게 보이는 증상을 느끼게 됩니다. 대부분은 3개월 정도 지나면 개선되지만, 초고도 근시의 경우에는 절삭량이 많으므로 6개월에서 1년까지도 지속될 수 있습니다. 하지만 이러한 소견은 회복 과정에서 느끼는 자연스러운 현상으로 우리가 이야기하는 눈부심(Glare)과는 다른 소견입니다.

수술 4일째부터 전문적으로 사진 촬영 및 인화를 배우고 있는데 장시간 사진 촬영과 암실에서의 사진 인화 작업에 전혀 어려움이 없다고 합니다. 그리고 딸은 렌즈를 제거한 후부터 잘 때 눈물 연고를 전혀 넣지 않았고 인공눈물도 따로 점안하지 않았습니다.

의사의 지시대로 하지 않은 것을 잘했다고 하는 것은 아니지만, 우리 의료진이 혹시 '환자들이 수술 후 조금이라도 건조해지면 안 된다'는 강박 때문에 인공눈물과 눈물연고 등의 약물로 환자분들에게 과다하게 보습을 강요하는 것이 아닌가 하는 점을 반성하게 됩니다.

제 성격 자체가 항상 '불편한 것을 좋은 쪽으로 변화시키는 욕구'가 강한 유전자를 가지고 있기 때문에 이번 딸의 시력 교정 수술을 계기로 느낀 귀중한 경험들을 토대로 앞으로 '잘하는 것은 더 발전시키고, 개선해야 할 부분은 좋은 방향으로 변화시켜야겠다'고 다짐합니다.

'고맙다, 딸.'

그리고 이 글을 쓰고 있는 이 밤, 자고 있는 딸에게 오늘도 소염제 안약을 넣어주기 위해 저는 지금 자리에서 일어납니다.

P.S) 딸에게 "수술하고서 어떤 점이 가장 좋으니?"라고 물어보니 "사진 찍을 때 뷰 파인더를 사용하지 않고 직접 대안렌즈에 눈을 대고 찍었는데 안경을 착용했을 때는 시야도 좁고 상도 왜곡되어 보였는데 안경을 착용하지 않고 보니 너무 다른 세상을 보는 거 같다"고 합니다.

저도 40년 동안 안경을 착용했기 때문에 안경과 함께하는 모든 일상이 너무 당연하고 별 불편이 없다고 생각했는데, '안경을 벗으면 아주 소소한 부분까지도 긍정적으로 변하겠구나'라고 딸의 수술을 계기로 느꼈습니다.

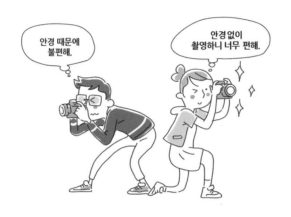

-10디옵터 초고도 근시 딸 2day라섹 수술 체험기 4:
2day라섹 수술 결과 종합적인 연구 분석

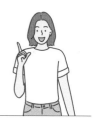

상피 두께가 균일하게 회복되면서 수술 후 1.0 도달!

딸은 각막 부정난시 때문에 수술 전 교정시력이 0.8에서 0.9 정도였지만, 수술 후에는 기대 이상으로 나안시력이 1.0 이상 나왔습니다. 2day라섹으로 부정난시가 일부 교정되고, 수술 직후부터 상피 표면이 균일하게 회복되면서 더 선명한 시력을 얻게 된 것으로 보입니다.

일반 라섹의 경우 수술 시 인위적인 상피 제거를 위해 물리적 · 화학적 자극을 주게 되면 수술 후 상피 회복 속도가 늦고, 수개월간 상피가 균일하지 않기 때문에 더딘 시력 회복을 보이게 됩니다.

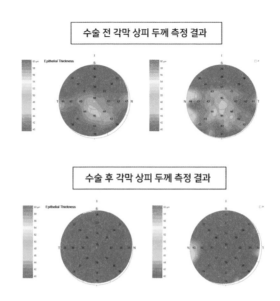

수술 후 각막 상피 두께 측정 결과

초고도 근시 2day라섹 각막 절삭량 최소화!

또한 -10디옵터의 초고도 근시였지만 수술 후 각막 지형도 검사 결과 광학부 6mm, 전체 이행부 8mm 이상 시술되어서 최종적으로 눈부심 현상 없는 좋은 시력을 기대할 수 있습니다.

이전에 발표한 것처럼 일반 라섹과 동일한 절삭 면적으로 수술 시, 2day라섹은 일반 라섹보다 7% 각막 절삭량을 줄일 수 있습니다. (대한안과학회 학술상을 수상한 내용입니다.)

또한 수술 후 각막 지형도 검사 결과 광학부와 이행부 사이에 계단 모양으로 점차적으로 절삭된 모양이 명확하게 보입니다. 선명한 시력을 얻기 위해서는 반드시 우리 눈의 각막 모양과 유사하게 계단 모양으로 웨이브 프론트 수술이 이루어져야 합니다.

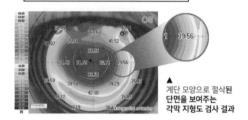

수술 후 각막 지형도 검사 결과

▲
계단 모양으로 절삭된
단면을 보여주는
각막 지형도 검사 결과

웨이브 프론트를 이용한 비구면 수술로 눈부심 예방 및 선명한 시력
보유!

우리 눈의 각막은 눈으로 들어오는 모든 빛을 한 점에 모으기 위하여
가운데가 두껍고 주변부가 얇은 비구면 모양입니다. 그러므로 시력 교정
수술 시에도 반드시 정상 눈의 각막과 유사하게 웨이브 프론트를 이용한
비구면 수술이 이루어져야만 수술 후 눈부심이 예방되고 야간에도 주간과
동일하게 선명한 시력을 유지할 수 있습니다.

하지만 최근 많은 관심을 받는 스마일 라식의 경우는 웨이브 프론트
수술이 불가능하고, 구면으로만 절삭이 가능하기 때문에, 야간 운전을 많
이 하거나, 동공이 크거나, 고도근시 환자의 경우 스마일 라식을 시술받는
것은 적합하지 않습니다.

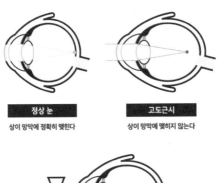

정상 눈

상이 망막에 정확히 맺힌다

고도근시

상이 망막에 맺히지 않는다

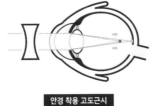

안경 착용 고도근시

안경이 상을 뒤로 밀어 상을 망막에 맺히게 한다

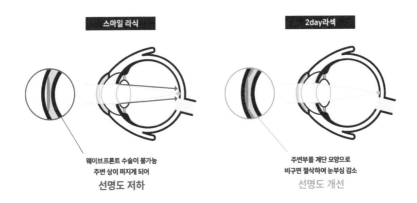

스마일 라식

웨이브프론트 수술이 불가능
주변 상이 퍼지게 되어
선명도 저하

2day라섹

주변부를 계단 모양으로
비구면 절삭하여 눈부심 감소
선명도 개선

일자	SEQ	R/L	SPH	CYL	AXIS
2019-07-05	1	R	+00.00	-00.25	010
		L	+00.25	-00.50	155
2019-07-10	1	R	-00.25	-00.50	010
		L	+00.00	-00.75	160
2019-07-17	1	R	-0.75	-0.25	15
		L	-0.50	-0.75	160
2019-07-24	1	R	-00.50	-00.50	005
		L	-00.50	-00.75	160
2019-08-07	1	R	-00.25	-00.25	045
		L	-00.25	-00.50	150

나안시력

일자	SEQ	R/L	나안시력	양안시력	비고
2019-07-05	1	R	0.7-		
		L	0.7-	0.8	
2019-07-10	1	R	0.9		
		L	0.8	1.0	
2019-07-17	1	R	1.0		
		L	1.0-	1.5-	
2019-07-24	1	R	1.0		
		L	1.0	2.0-	
2019-08-07	1	R	1.0		
		L	1.0	2.0-	

다음은 수술 후 굴절력 변화입니다.

위 왼쪽 표를 보시면, 우안: 근시 -7.75디옵터, 난시 -2.25 / 좌안: -7.25디옵터, 난시 -2.00디옵터이었던 굴절이상 정도는 수술 직후부터 근시, 난시 모두 -1.00에서 0 사이의 오차 범위 내 매우 안정적인 수치를 보입니다.

위 표를 보면 안경을 착용하지 않은 나안시력도 수술 전에는 나안시력 측정 불가 상태였지만, 수술 직후 0.7부터 시작하여 2주경부터는 1.0 이상으로 안정적인 패턴을 보입니다.

2day라섹을 받고 2개월이 안 되었을 때, 딸은 고대 유물 탐사를 위한 NGO 활동으로 외국에 나가기도 했습니다. 딸이 기대 이상의 좋은 결과를 얻기까지 보이지 않는 곳에서 언제나 잘 챙겨주고 배려해 준 이오스안과 직원분들께 진심으로 감사합니다.

-10디옵터 초고도 근시 딸 2day라섹 수술 체험기 5:
2day라섹 6개월 이후 장기적인 경과 관찰 기록

2019년 6월 24일 초고도 근시였던 딸을 2day라섹을 시행한 지 벌써 7개월이 지났습니다. 수술 전에는 초고도 근시라서 어떤 수술 방법으로 시행할까 고민도 많이 하였고 수술 직후 2~3주 동안은 의도했던 방향으로 결과가 나왔는지 몹시 궁금하여 수술 결과를 기다리기도 했는데 벌써 수술을 받은 지 7개월째가 되어서, 이제 모든 수술 결과를 점검하고 경과 관찰을 마무리할 시점이 되었습니다.

-10디옵터 초고도 근시인 딸의 최종 수술 결과를 궁금해하시는 분들이 많을 것 같아 마지막 최종 결과를 정리해 보았습니다.

수술 전 검사 결과 정리

수술 전 굴절이상 정도는 우안 근시 -7.75디옵터, 난시 -2.25디옵터 / 좌안 근시 -7.25디옵터, 난시 -2.00디옵터로 근시, 난시를 합치면 -10디옵터 이상의 초고도 근시였습니다. (저는 -10디옵터 이상 환자분들을 극초고도 근시Extremely high myopia로 따로 분류하고 수술 방법 및 경과 관찰을 완전히 다르게 시행하고 있습니다.)

수술 전 검사상 특이사항: 불규칙 난시, 낮은 교정시력

양안 각막 지형도상 상방부 불규칙 난시가 있어서 안경을 착용한 교정시력은 0.8에서 0.9 정도로 좋지 않았습니다. (수술 전 최종 교정시력은 수술 후 최대 나안시력을 의미하는 것으로 모든 수술 결과가 완벽할 때 0.8에서 0.9 정도 시력이 나오는 것을 의미합니다.)

시축과 동공 중심의 차이가 큼

시축과 동공의 중심이 0.34mm로 차이가 큰 편이어서(시축은 우리가 보는 눈의 중심으로 기능적인 중앙부를 의미하며, 동공의 중심은 보는 것과는 아무 관련 없이 해부학적인 중앙부를 의미합니다.) 초고도 근시의 경우 안축장이 길어지게 되면 눈이 한쪽 방향으로만 편향되어 길어지므로 눈의 기능적 중앙부와 해부학적 중앙부 사이에 비정상적인 간격이 생기게 됩니다. **이러한 간격을 보정하는 기술은 레이저를 이용한 시력 교정 수술에서 가장 고차원**

적인 수술 기법으로 반드시 완벽하게 이러한 간격을 보정하는 수술이 진행되어야 합니다. (특히 고도근시 이상에서는 이러한 보정 알고리즘이 적용되지 않으면 심한 눈부심이나 불규칙 난시 등이 생길 수 있습니다.)

딸의 경우 수술 직전까지도 이러한 간격을 여러 번 확인하고 이를 보완하는 방향으로 굉장히 복잡한 알고리즘을 적용하여 수술을 시행하였습니다. 절삭 면적 vs 절삭량, 빠른 시력 회복 vs 장기간 시력 안정성, 시력 교정 수술 시 서로 대비되는 두 가지 사항을 적절하게 조화를 이루어 수술을 시행하면 좋겠지만, 초고도 근시 환자의 수술에서는 반드시 더 중요한 것 하나를 선택하여 그 부분에 중점을 두어 진행해야만 합니다.

딸의 2day라섹 시에는 절삭량이 늘어나더라도 절삭 면적을 넓게, 장기적인 시력 안정성이 불안정하더라도 빠른 시력 회복을 얻는 방향으로 수술 설계를 세웠습니다. 그래서 보통 -10디옵터 환자의 수술 시보다 절삭 면적을 더 넓게 가져가기로 했습니다.

불규칙 난시 교정과 시축과 동공 중심이 큰 차이를 보여 이를 교정하기 위한 해결 방법으로 절삭 면적을 비정상적으로 크게 하여 수술을 시행하는 것이 필요하다고 결정하였습니다.

수술 결과 불규칙 난시가 상당 부분 교정되어 수술 초기부터 나안시력이 1.0 이상 나오는 결과를 보였으며, 이러한 시력은 최종 마무리 단계까지 변함없이 안정적으로 잘 유지되었습니다.

시축과 동공 중심의 차이가 큼에도 불구하고 반복 검사로 얻은 정확한 검사 결과와 알고리즘 덕분에 시축 중심으로 레이저가 정확하게 조사되어 눈부심 발생을 최소화하고 좋은 시력의 질을 얻을 수 있었습니다. 안정적인 선택보다는 공격적인 선택이 옳았다는 결론입니다.

수술 초기에 보여주었던 빠른 시력 회복 결과가 수술 7개월 마무리 단계까지 시력 저하 현상이나 퇴행 현상 없이 잘 안정화되었습니다. 다행스럽게도 빠른 시력 회복과 장기간 시력 안정성이라는 두 마리 토끼를 다 잡게 된 셈입니다.

결론적으로 빠른 시력 회복 쪽으로 방향을 정하여 수술을 시행한 후, 엑스트라 시술로 시력을 빠르게 안정화시키고자 한 계획은 현재까지 성공적이라고 생각합니다. 하지만 초고도 근시임을 감안할 때 퇴행 방지를 위하여 앞으로 1개월 정도 예방적으로 더 약물 점안을 시행하고 경과 관찰을 마무리할 예정입니다.

딸은 초고도 근시 환자임에도 불구하고 스테로이드 약물 점안 기간이 3개월 정도로 매우 짧았고, 수술 설계도 매우 빠른 시력 회복을 보이도록 했음에도 좋은 시력이 안정적으로 유지되고 변함이 없는 것은 엑스트라 시술 덕분이라고 생각합니다.

엑스트라 시술을 10,000케이스 이상 시행한 결과, 처음에는 생각지 못했던 많은 장점을 발견하게 되었습니다. 엑스트라 시술을 하게 되면 수술 초기 염증 반응을 크게 감소시킵니다. 염증 반응이 감소되므로 상처 회복이 빠르고 통증이 적게 됩니다. 장기적으로는 퇴행 현상을 줄이고 혼탁 가능성을 낮추게 됩니다.

엑스트라 시술의 긍정적인 영향은 라섹 수술 후 퇴행 현상과 혼탁 때문에 오랜 기간 스테로이드 안약을 점안하고 경과 관찰이 필요했던 라섹 수술의 경과 관찰 패턴에 큰 변화를 주었습니다.

엑스트라 시술을 받은 환자의 경우, 특히 초고도 근시 환자에서 경과 관찰 기간과 약물 투여 기간을 놀라울 정도로 줄일 수 있었습니다. 딸도 초고도 근시이기 때문에 일반 라섹 수술을 시행받았다면 6~9개월 지속적으로 약물 점안이 필요하고 1년 이상 경과 관찰이 필수적이었겠지만, 2day라섹과 엑스트라 시술을 시행한 결과 3개월 정도만 약물 점안을 하여도 좋은 결과를 얻을 수 있었습니다.

지난 3개월간 경과 관찰 시 측정한 시력과 굴절이상 정도는 아래와 같습니다. 9월 이후 약물 점안을 중단하였음에도 불구하고 나안시력과 굴절이상 정도가 변함없이 안정적으로 유지되는 것을 알 수 있습니다.

수술 후 굴절력

일자	SEQ	R/L	SPH	CYL	AXIS
2019-11-01	2	R	-00.50	-00.25	075
		L	-00.25	-00.25	160
2019-12-03	2	R	-00.50	-00.50	010
		L	+00.00	-00.75	165
2020-01-18	2	R	-00.50	-00.25	005
		L	+00.00	-00.50	175

나안시력

일자	SEQ	R/L	나안시력	양안시력	비고
2019-11-01	1	R	1.0		
		L	1.0	2.0	
2019-12-03	1	R	1.0		
		L	1.0	2.0-	
2020-01-18	1	R	1.0		
		L	1.0	1.5	

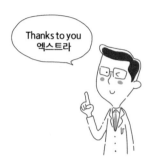

앞으로도 수술 여부와 무관하게 핸드폰이나 근거리 작업을 많이 할 시에는 또 안구가 길어져서 시력이 떨어지는 진행성 근시 소견이 있을 수 있습니다. 좋은 시력을 오랫동안 잘 유지하기 위해서는 장시간 근거리 작업을 하는 습관은 개선할 필요가 있습니다.

또한 수술이 잘되어서 좋은 시력을 얻은 것은, 수술로 안구 자체가 길어져 있는 초고도 근시 상태에 변화를 준 것이 아니라 단지 각막을 안경 모양으로 만들어서 상을 망막에 잘 맺게 해준 것뿐입니다. 결국 수술 후에도 눈이 길어져 있는 초고도 근시 눈 상태가 바뀐 것은 아닙니다. 그러므로 다른 초고도 근시 환자와 마찬가지로 정기적인 망막, 녹내장 검사를 시행해야 합니다.

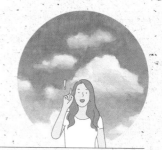

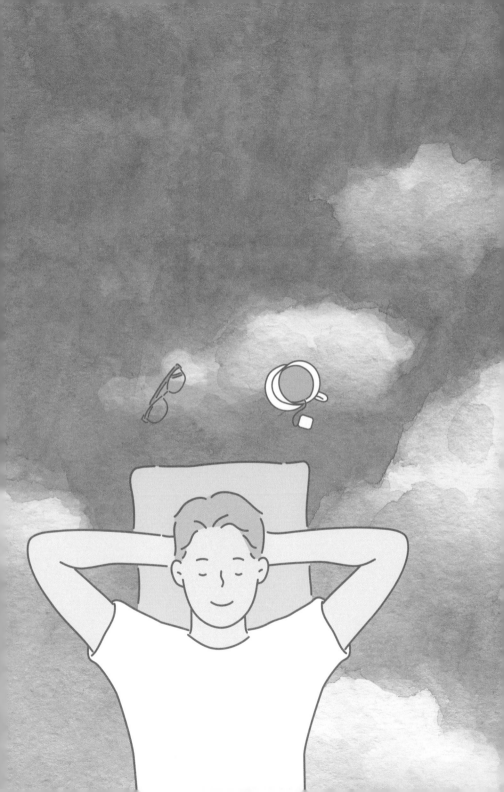

Part 4

시력 교정 수술의
불편한 진실을
알고 계신가요?

알고 나면
답이 보입니다

쟁점, '스마일 라식' 본질에 집중하자

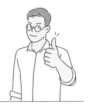

'저는 스마일 라식에 대하여 많은 공부를 했지만 스마일 라식을 하지 않습니다.'

이 문장이 이 글 전체의 내용을 암시하는 주제가 될 것입니다.

이 글은 스마일 라식을 시행하는 안과 의사, 스마일 라식 장비 관계자, 스마일 라식을 시행받은 환자분들이 읽으면 불편할 수 있습니다. (스마일 라식은 이미 안전성이 입증된 안전한 수술이고, 전 세계적으로 활발히 시행되고 있는 훌륭한 수술 방법이라는 점을 우선 말씀드립니다.)

이 글은 단지 저의 짧은 지식과 경험에 의한 것으로 지극히 개인적인 소견임을 밝혀드립니다.

1980년대 엑시머 레이저를 이용해 각막을 절삭하여 시력을 교정하는 엑시머 수술이 처음 개발되었습니다.

이 수술은 의학사에 한 획을 그은 발명으로 기록되며, 40년이 지난 현재까지도 각막을 이용한 수술의 근간이 되고 있습니다. 하지만 엑시머 레이저 수술은 심한 통증, 더딘 회복 속도 그리고 혼탁 문제 때문에 한계를 보이게 되었습니다.

1990년 후반 획기적인 새로운 방법의 시력 교정 수술이 등장합니다. 라식 수술입니다.

미세 칼로 뚜껑을 만든 후 뚜껑 아래 부분을 기존의 엑시머 레이저로 절삭하는 수술 방법은 혁신, 놀라움 그 자체였습니다. 라식 수술이 개발되면서 이 수술 방법으로 엑시머 레이저가 지닌 모든 문제가 해결되는 것처럼 보였습니다.

2000년 초반 전 세계에 라식 광풍이 불었습니다. 통증이 거의 없고 다음 날부터 좋은 시력이 나오는 라식 수술은 완벽해 보였습니다. 하지만 3~4년이 지난 후 전 세계적으로 계속 원추각막 부작용 사례가 보고되기 시작했습니다.

안과 의사들은 이때부터 각막 뚜껑은 각막이 받는 압력을 지지하지 못한다는 사실을 수술 후 경험으로 알게 되었고, 부작용 예방을 위하여 라식 후 남기는 잔여 각막 두께를 250㎛에서 320㎛로 늘렸지만 부작용 발생을 줄이진 못했습니다.

단기간의 엄청난 연구 끝에 각막 지형도의 중요성을 알게 되었으며, 측정 장비의 비약적 발전으로 하방부 돌출, 후방부 돌출 등 안전성에 대한

c

새로운 개념이 도입되었고, 각막 모양이 변형되어 있는 환자분은 라식 수술처럼 손상을 많이 주는 수술을 하면 안 된다는 사실을 추가적으로 알게 되었습니다.

하지만 이미 많은 원추각막 환자분들이 생긴 후였습니다.

2005년경부터 다시 수술의 선택 기준은 편의성보다는 안전성을 최우선으로 하게 되었습니다.

자연스럽게 시력 교정 수술의 대세도 라식 수술에서 엑시머 수술을 근간으로 하는 라섹 수술로 이동하게 됩니다. 라섹 수술은 각막 뚜껑을 만들지 않으므로 라식 수술보다 더 많은 잔여 각막을 남길 수 있으며, 각막 뚜껑을 만들기 위해 안구 고정기를 사용하지 않으므로 더 안전하기 때문입니다.

통증과 더딘 회복 속도에도 불구하고 '수술은 안전성이 최우선'이라는 명제는 변함이 없다는 사실을 알게 되었습니다. 또한 마이토마이신의 발전으로 혼탁 문제가 해결된 것도 큰 기여를 하였습니다.

2010년 다시 획기적인 방법의 새로운 시력 교정 수술이 등장합니다. 레이저 라식입니다.

레이저 장비의 발전으로 물질을 태우는 방식의 엑시머 레이저가 아닌 물질을 레이저로 파괴시키는 방식인 펨토초 레이저가 개발됩니다.

미세 칼로 각막 뚜껑을 만드는 대신에 펨토초 레이저를 이용하여 각막 뚜껑을 만드는 레이저 라식은 또 한 번 전 세계적으로 라식 열풍을 일으킵니다.

이전보다 각막 뚜껑을 만드는 과정에서 부작용이 줄어들었고, 각막 뚜껑을 얇게 만듦으로써 잔여 각막을 더 두껍게 만들 수 있다는 장점이 부각되었습니다. 이때도 레이저 라식의 '적은 통증, 빠른 시력 회복'은 모든 광고에 등장하는 문구였습니다.

하지만 이 역시 태생적으로 라식 수술이 지닌 안전성의 한계를 벗어날 수 없었고, 펨토초 레이저를 이용하여 각막 뚜껑을 만드는 과정에서도 이전에 경험해 보지 못했던 문제가 생기게 되었습니다.

'수술은 복잡할수록 많은 문제를 일으킨다'는 의학계의 명언은 역시 틀리지 않았습니다. 이전 수술 방법에 비하여 복잡해진 레이저 라식은 복잡한 과정마다 많은 부작용 가능성을 내포하고 있었습니다.

전 세계적으로 두 번째 라식 광풍을 일으켰던 레이저 라식도 기존의 라식이 안고 있던 문제를 해결할 수 없었으므로 3~4년이 지난 후 사라지게 되었고, 다시 엑시머 레이저를 근간으로 하는 라섹 수술이 그 자리를 대체하게 되었습니다.

엑시머 레이저

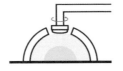

전동칫솔 모양 브러시로
상피 제거 후 레이저 조사
일부 안과에서 시행하는 브러시 라섹과 동일

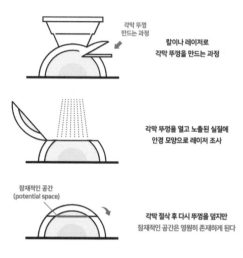

라식

각막 뚜껑
만드는 과정

칼이나 레이저로
각막 뚜껑을 만드는 과정

각막 뚜껑을 열고 노출된 실질에
안경 모양으로 레이저 조사

잠재적인 공간
(potential space)

각막 절삭 후 다시 뚜껑을 덮지만
잠재적인 공간은 영원히 존재하게 된다

　　대부분의 안과에서 라섹 수술로 환자의 시력을 교정하는 패턴이 일정한 사이클로 반복되는 현상이 일어나게 되었습니다.

　　질문) 만일 정말 완벽한 시력 교정 수술 방법이 개발되어 전 세계 안과 의사들이 수십 년 동안 한 가지 수술 방법으로만 수술을 한다면 어떤 문제가 생길까요?

　　질문) 최근 출시되는 엑시머 레이저는 내구성이 너무 좋아 7~8년을 사용해도 좋은 성능을 유지하고 라섹 수술은 다른 추가 장비 없이도 엑시머 레이저 장비 하나만으로 수술이 가능한데 만일 시력 교정 수술의 대세가 라섹 수술로 계속 유지된다면 어떠한 문제가 생길까요?

정답) 이처럼 수술 방법의 대세가 큰 변화 없이 '라섹 수술'로 유지되면 장비를 제작하는 다국적 장비 회사들은 새로운 장비를 판매하지 못하므로 경영에 큰 어려움을 겪게 됩니다. 안과병원들도 환자분들이 수술을 하도록 동기부여가 되는 새로운 수술 방법이 없으면 새로운 수요 창출이 힘들어 수익을 내기가 힘들어집니다.

이러한 고민을 없애줄 해결책이 다시 혜성과 같이 등장합니다.

2014년 드디어 또다시 새로운 혁신적인 수술 방법이 등장합니다.

바로 스마일 라식입니다.

스마일 라식은 이전 방법과 비교할 수 없을 정도로 수술이 복잡하고, 고가의 레이저 장비가 필요합니다. 또한 수술 시 안구 고정기 사용이 필연적이라서 수술마다 일회용 안구 고정기가 필수입니다. (장비 회사들은 수술마다 이전과는 비교할 수 없을 만큼 많은 수익을 얻게 됩니다.)

스마일 라식은 통증이 거의 없고 다음 날부터 일상생활이 가능하다고 수술의 단점보다는 장점을 부각한 광고를 합니다. 하지만 이러한 장점은 이미 20년 전 일반 라식이 처음 등장했을 때, 10년 전 레이저 라식이 등장했을 때 광고의 장점과 동일합니다. 새롭지 않습니다.

일반 라식보다 수술은 더 복잡해졌습니다. 각막 조직을 제거하기 위하여 상당한 물리적인 자극을 각막 조직의 위아래에 걸쳐 시행해야 합니다. 그리고 각막을 절개한 후 이 조직을 제거하는 과정이 오히려 추가됩니다.

일반 라식과 동일하게 스마일 라식도 제거한 조직의 위쪽 각막 뚜껑이 각막에 가해지는 압력을 지지해 주길 기대했지만, 역시 위쪽 각막 뚜껑은 구조적인 지지 역할을 할 수 없는 걸로 밝혀지고 있습니다.

일반 라식 수술처럼 스마일 라식 도입 후 3~4년이 지난 2017년부터 전 세계적으로 원추각막 부작용이 지속적으로 보고되고 있습니다. 최근에는 안전성 때문에 일반 라식 때처럼 스마일 라식도 고도근시 환자에서 시술이 제한되기 시작하고, 잔여 각막의 두께도 이전보다 더 많은 잔여 각막을 남기게 되었습니다.

앞으로 상당히 오랜 기간 동안 이전 일반 라식이나 레이저 라식 때처럼 전 세계적으로 스마일 라식 열풍이 불 것으로 예상합니다. 그리고 아마도 4~5년이 지난 뒤에는 다시 수술의 안전성이 부각되면서 라섹 수술로 회귀할 것으로 예상됩니다.

시력 교정 수술에 있어서는,

'가장 간단한 수술이 가장 좋은 수술일 수 있습니다.'

'가장 짧은 수술 시간이 가장 성공적인 수술을 의미할 수 있습니다.'

'수술은 복잡할수록 부작용 가능성이 높아질 수 있습니다.'

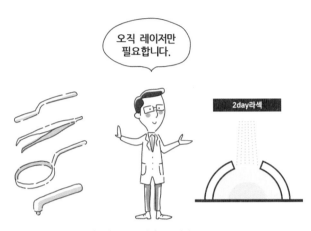

간단한 수술 = 가장 좋은 수술

돌이켜 보면 지난 20년간 시력 교정 수술은 환자분들, 세계적인 장비 제조 대기업, 안과 의사들의 필요에 의해서 라식과 라섹 수술이 반복되는 양상을 보였습니다. 그때마다 일반 환자분들이나 젊은 안과 의사들은 무엇이 진실이고 무엇이 정답인지 판단하기 어려울 수 있습니다. 저 자신도 마찬가지였습니다. 하지만 25년을 경험해 본 후 정답을 찾고자 하는 팁을 이제는 제시할 수 있습니다.

정답에 근접하는 가장 현명한 방법은 '수술 방법 선택 – 안전성, 그 본질에 집중하는 것입니다.'

이제는 스마일 라식의 안전성에 관하여
논할 시기가 되었습니다

스마일 라식은 기존의 수술 개념을 뛰어넘는 혁신적인 수술 방법입니다. 하지만 수술 과정이 너무 복잡하고 개념 자체가 기존의 라식 수술 범주에 머물러 있으므로 수술의 안전성에 대한 논란이 많았습니다.

스마일 라식은 반드시 안구 고정기를 사용하여 수술 시 안구를 고정해야 하고, 안구 추적 장치 없이 환자의 주시 협조에 의존해서 레이저가 조사되고, 각막 조직을 벗겨내기 위하여 안과기구를 사용하여 손상을 유발하는 과정이 있고, 각막 조직을 제거하기 위해 각막 구멍을 만들어야 합니다.

이처럼 복잡한 과정이 필요하며 각각의 과정이 완벽하지 못할 경우 원치 않는 결과를 초래할 수 있습니다.

이미 스마일 라식 수술을 받았거나 현재 스마일 라식 수술을 고려하고 계신 환자분들, 스마일 라식을 집도하시는 안과 의사분들, 스마일 라식 관련업에 종사하시는 분들이 보시면 좀 불편할 수 있는 내용입니다.

어디까지나 스마일 라식 수술의 안전성에 대한 제 개인적인 견해를 정리한 내용이므로 넓은 아량으로 이해 부탁드립니다.

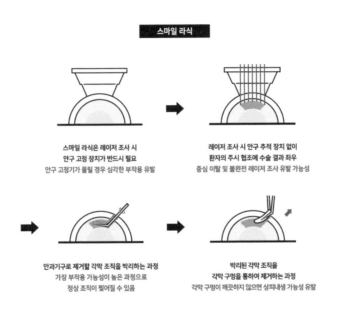

스마일 라식

스마일 라식은 레이저 조사 시
안구 고정 장치가 반드시 필요
안구 고정기가 풀릴 경우 심각한 부작용 유발

레이저 조사 시 안구 추적 장치 없이
환자의 주시 협조에 수술 결과 좌우
중심 이탈 및 불완전 레이저 조사 유발 가능성

안과기구로 제거할 각막 조직을 박리하는 과정
가장 부작용 가능성이 높은 과정으로
정상 조직이 찢어질 수 있음

박리된 각막 조직을
각막 구멍을 통하여 제거하는 과정
각막 구멍이 깨끗하지 않으면 상피내생 가능성 유발

석션로스 현상

왜 스마일 라식은 석션로스의 부작용 가능성을 감수하면서까지 안구 고정 장치가 꼭 필요할까요?

그 이유는 스마일 라식은 레이저 조사를 정확하게 할 수 있게 도와줄 안구 추적 장치가 없기 때문입니다. 안구 추적 장치가 없는 레이저 조사. 그러므로 레이저 조사 시 오로지 환자분이 주시 불빛을 정확하게 보고 있어야만 레이저가 원하는 곳에 정확하게 조사될 수 있다는 이야기입니다.

이 이야기는 반대로 레이저 조사 중 환자분이 갑자기 눈을 움직이거나 깜빡이게 되면 잘못된 곳으로 레이저가 조사되어 중심 이탈이나 불규칙 난시와 같은 심각한 부작용을 유발할 수 있음을 의미합니다.

그러므로 스마일 라식은 레이저 조사 시 환자분이 눈을 갑작스럽게 움직이지 못하게 환자분의 눈을 고정하는 안구 추적 장치가 반드시 필요한 것입니다.

그러나 스마일 라식 시 사용하는 안구 고정 장치는 일반 라식 시 사용하는 안구 고정 장치와 다르게 살짝만 안구를 고정하게 고안되어 있습니다. 너무 세게 안구를 고정하면 레이저 조사 시 원하는 모양의 각막 조직을 만들 수 없으므로 반드시 살짝만 안구를 고정하게 설계되어 있습니다. 그러므로 스마일 라식의 안구 고정 장치는 환자분이 눈을 심하게 움직이면 잘 풀어지는 특징이 있습니다(석션로스 현상).

석션로스는 수술 중 발생하는 스마일 라식의 가장 심각한 부작용 중 하나로 석션로스 발생 시 수술은 수개월 연기되거나, 라섹 수술로 전환하여 안전하게 수술이 진행됩니다. (그만큼 스마일 라식이 불완전하다는 이야기겠지요.)

석션로스 현상

비구면 각막 모양이 수술 후 구면 모양으로 바뀌게 된다면 어떤 문제가 발생할까요?

정상 각막의 구조는 눈에 들어오는 빛을 한 점에 모으기 위하여 각막의 중심부는 동그랗고 주변부는 편평한 비구면 모양입니다.

그러므로 우리가 착용하는 안경, 백내장 인공수정체뿐만 아니라 각막을 리모델링하여 안경을 벗는 라식·스마일 라식·일반 라섹·2day라섹도 반드시 비구면 모양으로 각막을 만들어주어야 합니다.

요즘에는 이러한 비구면 웨이브 프론트 개념은 일반화되어 있어서 안경, 백내장 인공수정체 등 시력과 관련된 모든 분야에 도입되어 대중화되어 있습니다.

안경알을 맞출 때도 비구면 안경알은 구면 안경알에 비하여 30% 정도 비용이 더 추가되지만 야간시력 및 선명도 차이가 있으므로 대부분 비구면 안경알을 선호합니다.

우리가 착용하는 안경알도 대부분 비구면으로 주문하는 세상인데, 안경을 대체하기 위한 수술이 만일 구면 모양으로 시행된다면 주변부 각막에서 들어오는 빛은 망막의 한 점에 모이지 않고 분산되게 되므로 눈부심, 빛 산란 등의 증상이 수술 후에 심해질 수밖에 없습니다.

라식·라섹 수술도 1990년대 개발 초기에는 비구면 절삭 개념이 없었지만 2000년대 중반 비전에 대한 기초학문 연구 및 의학장비의 비약적인 발전에 힘입어 웨이브 프론트 수술이 개발되면서 지금은 모든 라식·일반 라섹·2day라섹 수술이 비구면 웨이브 프론트 수술로 진행되고 있습니다.

하지만 스마일 라식 시 사용하는 펨토초 레이저는 구면 절삭만이 가능하므로 스마일 라식은 웨이브 프론트 수술이 불가능합니다. 결국은 우리 눈의 각막은 비구면 모양임에도 불구하고 구면 모양으로 수술을 하게 된다면 중심부로 들어오는 빛은 문제가 없지만 주변부로 들어오는 빛은 퍼지게 되는 현상을 피할 수 없을 것입니다.

각막 조직 손상

스마일 라식은 레이저 조사 후에는 안과기구를 사용하여 제거할 각막 조직을 벗겨내는 과정이 필요합니다.

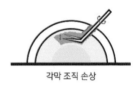

각막 조직 손상

이 과정은 부작용 가능성이 가장 높은 과정으로 의사의 높은 숙련도가 필요합니다. 레이저 조사가 불완전하게 되어 있어 각막유착(브릿지 현상)이 존재하는 경우 안과기구를 사용하여 각막 조직을 무리하게 제거해야 하는데, 이때 정상 각막 조직이 찢어지는 부작용이 발생할 수 있기 때문입니다.

상피내생 현상

레이저 조사로 만들어진 각막 조각을 정상적으로 잘 벗겨내었다면 마지막으로

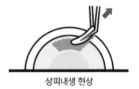

상피내생 현상

벗겨진 각막 조직을 각막 구멍을 통하여 제거하는 과정이 필요합니다.

각막 구멍을 통하여 제거 시 각막 구멍의 경계 부위가 깨끗하지 않다

면 상피내생과 같은 부작용이 발생할 수 있습니다. 상피 재생 발생 시 약물 치료나 추가적인 재수술이 필요할 수 있습니다.

라식 수술 시 만들어진 각막 뚜껑은 각막을 지지하는 역할을 수행할 수 있을까요?

30년 전 라식 수술이 처음 개발되었을 때 모든 안과 의사들은 라식 수술이 근시 환자들을 안경과 콘택트렌즈로부터 완벽하게 해방시켜 줄 것으로 믿었습니다. 당연히 각막 뚜껑을 포함한 전체 각막이 안구를 지지해 줄 것을 기대했습니다.

하지만 이러한 믿음은 채 3~4년이 지나지 않아 깨졌습니다.

전 세계적으로 라식 수술이 광범위하게 시행된 지 몇 년이 지나지 않아 라식 수술을 받은 환자들 사이에서 원추각막 부작용이 지속적으로 생겨났습니다.

원추각막 예방을 위해서 고도근시, 비대칭 각막을 가진 환자는 라식 수술은 절대 금기로 설정하였습니다.

라식 시 안전성을 확보하기 위하여 남기는 잔여 각막 수치를 250㎛에서 280㎛로 다시 320㎛로 계속 늘리면서 부작용을 예방하기 위하여 애썼습니다.

하지만 결론적으로 라식 수술 시 만들어진 위쪽 각막 뚜껑은 각막을 지지하는 역할을 할 수 없음이 임상적으로 입증되었고 낮은 안전성을 이유로 라식 수술은 시력 교정 수술의 자리를 라섹 수술에게 넘겨주고 사라지게 되었습니다.

스마일 라식 시 각막 조직을 제거한 후 남아 있는 위쪽 각막이 각막을 지지하는 역할을 할 수 있나요?

비슷한 상황이 20년 지나 반복되고 있습니다.

스마일 라식 시 '각막 조직을 제거하고 남은 위쪽 각막이 각막을 지지하는 역할을 할 수 있느냐' 하는 초창기 의문에 스마일 라식을 지지하는 안과 의사들은 지지할 수 있다고 강력하게 주장하였습니다. 하지만 이러한 주장이 잘못된 사실이었음을 증명하기까지는 많은 시간이 필요하지 않았습니다.

역사는 반복된다는 사실이 안과에도 적용됩니다. 25년 전 라식처럼 스마일 라식이 전 세계적으로 광범위하게 시행된 지 3~4년이 지나지 않아 스마일 라식을 받은 환자들 중 원추각막 부작용이 계속 보고되고 있습니다. 이제는 고도근시, 비대칭 각막을 가진 환자는 스마일 라식의 절대 금기가 되고 있습니다.

스마일 라식 시 안전성을 확보하기 위하여 더 많은 잔여 각막을 남길 것을 요구하고 있습니다.

20년 전 일반 라식에서 일어났던 과정이 똑같이 반복되고 있습니다. 지난 25년간 다양한 시력 교정 수술의 도입과 발전, 소멸을 지켜본 제 개인적인 생각으로는 앞으로 진행될 과정도 비슷할 것으로 보입니다.

결론적으로 스마일 라식 후 발생한 7케이스의 원추각막 환자의 원인을 분석 연구한 미국 의학박사 Moshirfar의 논문 마지막 문장을 인용하고자 합니다.

스마일 라식 후 원추각막

(Ectasia following small incision lenticule extraction (SMILE))

-*Clin Ophthalmology*, 2017 Sep 15

We propose adopting the same exclusion criteria used for LASIK in the SMILE procedure until specific metrics have been validated.

지금 우리는 스마일 라식도 라식과 동일한 안전기준으로 환자를 선택하고 수술할 것을 권고한다.

다른 안과와 레이저 장비 비교
논쟁은 사양합니다

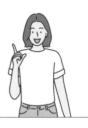

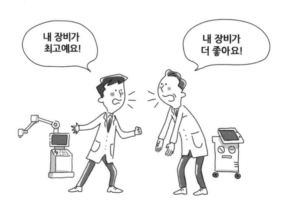

저는 타 안과에서 사용하는 장비를 제가 사용하고 있는 장비와 비교
하여 단점을 이야기하거나, 다른 안과의 수술 방법 등에 관하여 제 의견을

이야기하는 것을 절대 삼가고 있습니다. 왜냐하면 현재 임상적으로 사용 중인 레이저 장비는 모두 일정 사양 이상의 성능을 보유한 훌륭한 장비이므로 수술 결과를 신뢰할 수 있어서입니다.

또한 우리나라에서 시력 교정 수술을 시행하는 안과 의사분들은 다른 나라 안과 의사분들보다 풍부한 경험과 지식을 겸비한 분들이므로 제가 감히 타 안과 장비나 수술 방법에 대하여 단점을 논한다는 것은 굉장히 무례한 행동이라고 생각하기 때문입니다.

하지만 다른 안과에서 아주 가끔이지만 본인이 사용하고 있지 않는 다른 안과의 레이저 장비나 수술 방법에 관하여 환자분들에게 사실과 전혀 다른 왜곡된 설명을(본인이 사용하지 않는 레이저 장비에 대하여 폄하하거나 다른 안과의 수술 방법에 대하여 잘못된 사실을 이야기하는 등) 하는 경우가 종종 있기 때문에 사실관계에 대해서만 지면을 이용하여 말씀드리도록 하겠습니다.

❖ 제가 아마리스 레드 레이저 장비만을 사용하는 이유

안과 의사가 라식·라섹 시 사용할 레이저 장비를 구매하기 위해서 검토하는 사항들이 있습니다. (환자분들께서도 수술받을 레이저 장비를 안과 의사와 동일한 기준으로 선택하시나요?)

∨ 레이저 빔 사이즈, 레이저 조사 속도, 안구 추적 장치 성능

∨ 웨이브 프론트 및 커스텀 수술 유무 및 정확성

∨ 시축과 동공 중심 간의 간격 보정 기능

∨ 절삭량, 절삭 면적의 정확성

∨ 가격

(레이저 장비는 성능 및 사양에 따라서 대당 4억에서 10억까지 나가는 고가 장비
이므로, 구매 비용이 가장 중요할 수 있습니다.)

저는 2000년부터 현재까지 20년간 총 6개 회사의 9대의 레이저 장비
를 다양하게 구매하여 사용해 보았습니다.

아마리스 레드 레이저 장비는 2013년 첫선을 보일 당시 거의 모든 사
양에서 다른 레이저 장비보다 한 차원 이상 차이가 날 정도로 뛰어난 성능
을 보유하였습니다.

출시된 지 벌써 7년이 지났지만 아직까지도 이 장비를 능가하는 레이
저 장비가 개발되지 않고 있을 정도입니다.

기존의 다른 레이저에 비하여 3배나 작은 레이저 빔으로 시력을 교정
하므로 당연히 시력의 질이 우수하며, 이러한 매우 작은 레이저 빔으로도
짧은 시간 내에 수술이 가능할 수 있게, 현존하는 가장 빠른 레이저 조사
속도와 이를 뒷받침하는 혁신적인 안구 추적 장치를 보유하고 있습니다.

또한 타 장비보다 뛰어난 웨이브 프론트 및 커스텀 수술이 가능하며,
타 장비에는 없는 시축과 동공 중심 간의 간격 보정 기능이 있어 수술 중에
도 자유롭게 환자분의 눈 상태 변화에 따라서 레이저를 조사하는 중심 타

깃 조정 설정이 가능합니다.

그래서 타 레이저 장비나 같은 회사의 아마리스 750S 레이저 장비와 비교하여 장비 비용이 2배 정도 고가였지만 구매를 결정하였습니다.

가장 최고가의 구입 비용이 들었지만 사용 후 장비 결과에 매우 만족해서 2017년과 2018년에 추가로 2대를 더 구매하여 현재 사용 중입니다.

❖ 라섹 수술 시 레이저 장비에 따른 절삭량과 절삭 면적 차이가 확인 가능한가요?

레이저 장비에 따른 절삭량 차이, 절삭량을 줄이고 싶다면?

라식 · 라섹 수술 시 각막 절삭량(교정량)은 레이저 조사 방식, 전체 절삭 면적, 광학부 및 주변부 절삭 면적, 커스텀 수술 시행 여부 등에 따라서 차이가 있습니다.

현재 대부분의 안과에서 사용 중인 레이저 장비는 플라잉 스폿 방식으로 레이저 기종에 따른 절삭량의 차이는 거의 없다고 보면 됩니다. 하지만 안과마다 절삭량이 다른 이유는 전체 절삭 면적, 광학부 및 주변부 절삭 면적, 커스텀 수술 여부 등의 설정이 다양하게 차이가 나기 때문입니다.

환자의 동공 크기, 직업, 선명도 개선 욕구 등에 따라서 절삭 면적을 크게 하는 경우나 주변부 절삭 면적을 넓게 하는 경우에는 절삭량이 많아질 수 있습니다.

환자분이 불규칙 난시를 가지고 있거나 각막 모양이 좋지 않은 경우 복잡한 커스텀 수술이 필요할 수 있으며, 이런 경우에도 절삭량이 증가할 수 있습니다.

환자분이 수술 시 절삭량을 줄이고, 수술 후 잔여 각막을 많이 남기기를 원한다면, 전체 절삭 면적, 광학부 및 주변부 절삭 면적을 작게 하여 수술을 시행하면 전체 절삭량을 조정할 수 있습니다.

하지만 이런 경우 눈 상태에 따라 시력의 선명도나 눈부심 등에서 차이가 날 수 있습니다.

그렇다면 회사나 병원에서 제시하는 절삭량은 신뢰할 만한가요?

일반적인 경우 대부분의 레이저 기종은 각막 만곡도, 이심률, 각막 크기 등 각막의 해부학적인 원인에 따라 또한 교정해야 할 근시 정도, 난시 정도, 예상 전체 절삭 면적 등 수술적인 원인에 따라 의도했던 절삭 면적보다 실제 절삭 면적이 좁거나 넓게 시행될 수 있습니다.

현재 이러한 절삭 면적에 대한 연구는 레이저 기종마다 전무한 실정입니다.

그 이유는 실제로 이러한 연구를 진행하기 위해서 수많은 인자를 감안해 연구를 하는데, 너무 복잡하고 군이 연구를 할 필요성을 못 느끼기 때문입니다. (회사의 매출과는 아무 상관이 없습니다.) 또한 대부분의 경우 '예상 절삭 면적보다 실제 절삭 면적은 조금 좁게 절삭된다'는 사실이 인정받고 있기 때문에 연구 결과가 공개되는 것을 피한다고 생각합니다. (혹시 타 장비에 비하여 성능 사양이 뒤처지는 레이저 장비를 가진 레이저 회사가 다른 장점은 부각할 부분이 없기 때문에 '자사의 레이저 장비가 절삭량은 매우 적다'는 부분을 장점으로 내세워 사실을 왜곡해서 알리고 싶은 의도가 있는 것은 아닌가 하는 건전한 의심을 품게 하는 대목입니다.)

그렇기 때문에 2020년 현재까지 아마리스 레드 레이저 장비를 제외하고 임상적으로 사용하는 어떤 다른 레이저 기종에서도 라섹 수술 시 예상 절삭 면적과 실제 절삭 면적을 비교한 연구 결과를 공식적으로 발표한 회사는 없습니다.

어떤 장비가 다른 장비들에 비하여 절삭량이 매우 적다면 그 장비가 기술적으로 한 세대 앞선 진보한 기술력을 가진 장비이거나, 그러한 기술력을 가지지 못했다면 혹시 실제 절삭 면적이 예상 절삭 면적보다 좁은 게 아닌지 하는 의구심을 가질 수밖에 없는 대목입니다.

그렇기 때문에 레이저 회사에서는 레이저 기종의 성능을 나타내는 사양을 공식적으로 발표할 때 예상 절삭량 외에 실제 절삭량이나 실제 절삭 면적의 정확성에 대해서는 언급을 하지 않는 것이 관례입니다.

아마리스 레드를 이용한 2day라섹 시 실제 절삭량과 실제 절삭 면적에 관한 연구

하지만 아마리스 레드를 이용한 2day라섹 시에는 실제 절삭량이나 절삭 면적의 정확성에 대한 연구가 이미 지난 8년 동안 완성되어 있으므로 레이저 장비가 예측하는 절삭량과 절삭 면적에 대한 신뢰도는 높을 수밖

에 없습니다.

2015년부터 2016년 동안 저희 이오스안과에서 시행한 실제 절삭 면적에 대한 연구 결과 아마리스 레드를 이용한 2day라섹 시에는 예상 절삭 면적보다 실제 절삭 면적이 7% 넓게 시행되는 결과를 보였고, 이러한 연구 결과는 역으로 동일한 조건에서 동일한 절삭 면적으로 수술 결과를 얻는다고 가정하면 다른 수술 방법보다 각막 절삭량을 7% 줄일 수 있다는 결론을 얻게 되었습니다.

이러한 연구 결과로 이오스안과는 2016년 대한안과학회 학술상을 수상한 바 있으며, 이 연구 결과는 2018년 유럽안과학회에서 백내장, 굴절수술 부문 16개 핵심 연구 결과로 선정되어 바르셀로나 유럽안과학회에서 공식 발표된 바 있습니다.

다음은 예상한 절삭량이 과연 정확하게 수술 시에 절삭되었는지 하는 부분에 관한 이야기입니다.

라섹 수술 시에는 상피 회복 과정이 너무 오랜 시간이 소요되고 이 과정에서 상피 두께가 계속 변화하므로 이전에는 라섹 수술 시 예상한 절삭량이 과연 정확하게 절삭되었는지 확인할 방법이 없었습니다.

레이저 간 성능을 비교하기 위하여 너무 궁금하였지만 확인할 방법이 전혀 없었습니다. 각 레이저 회사에서 제시하는 절삭량 데이터는 단지 평평한 PMMA 플레이트를 레이저로 절삭한 후 측정한 결과일 뿐입니다. 딱딱한 플라스틱판을 절삭한 결과와 두부처럼 부드러운 각막을 절삭한 결과를 동일시할 수는 없습니다.

또한 각막은 평면이 아니고 가운데가 볼록하고 주변부가 평평한 비구면 모양이므로 중심부, 주변부 각막 모양, 만곡도, 이심률 등 다양한 변수에 의해 절삭량 오차가 존재할 가능성이 충분히 예상되었습니다. 레이저 회사에서 제시하는 실험상의 절삭량을 100% 신뢰할 수 없는 이유입니다.

저도 2013년부터 라섹 수술 시 제가 수술한 환자들이 과연 예상한 절삭량만큼 정확하게 절삭이 되었는지 파악하기 위하여 정말 많은 연구를 진행하였지만 번번이 실패했습니다. 예상 절삭량과 실제 절삭량의 오차를 줄이기 위해서는 매우 다양한 변수를 고려해야 하는데 이러한 변수를 다 파악하는 게 당시 기술 수준으로는 불가능했기 때문입니다.

하지만 많은 시행착오를 거듭한 끝에 드디어 2015년에 굉장히 복잡한 알고리즘을 만들게 되었고 다양한 변수를 가진 각막을 절삭함에 있어서도 비교적 정확한 실제 절삭량을 얻을 수 있는 노모그램을 완성하게 되었습니다.

이러한 연구 결과는 계속 발전을 거듭하였고 최근에는 안과 광학 장비의 발달에 힘입어 2018년에 '2day라섹^{zero} edition'이라는 각막 절삭량 정확성 시스템을 완성하게 되었습니다.

-8디옵터 이상의 초고도 근시(평균 -9.41디옵터)에서 실제 절삭량의 정확성은 98.8%의 정확성을 보였습니다. 예상 절삭량과 비교 시 98.8%의 정확성을 가지고 실제로 정확하게 절삭된다는 뜻입니다.

이와 관련된 연구 결과는 2018년 대한안과학회와 2019년 유럽굴절학회에 공식 채택되어 발표된 바 있습니다. 이러한 연구 결과가 있기 때문에 저는 제가 수술한 환자의 절삭량에 대하여 무한 신뢰를 하고 있습니다.

하지만 2020년 현재 임상적으로 사용되는 레이저 기종 중에서 아마리스 레드를 제외한 다른 레이저 장비에 대해 라섹 수술 시 절삭량의 정확성에 대한 연구 결과를 공식 발표한 회사는 없습니다.

이상 제가 아마리스 레드 레이저 장비를 주로 사용하는 이유와, 아마리스 레드 장비를 군이 다른 장비와 비교할 필요가 없는 이유에 대해서 말씀드렸습니다.

라식·라섹 수술 시
수술하는 의사가 시력 검사를
직접 해야 하는 이유

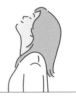

안과 광고를 보다 보면 '수술하는 원장이 직접 시력 검사함!'이라는 문구가 자주 눈에 띕니다.

라식·라섹 수술 시 수술을 시행하는 안과 의사가 수술할 환자의 시력 및 굴절이상을 확인하는 시력 교정 검사를 하는 것은 너무나도 당연하다고 생각하지만, 이런 광고는 반대로 많은 안과에서 수술을 집도하는 원장이 직접 시력 검사를 하지 않는 현실을 반영합니다.

아마 이런 검사를 직접 하는 것이 시간도 많이 들고 번거롭기 때문에 검안 직원이나 봉직 의사에게 대신 시키고 원장은 수술만 집도하는 안과가 많은 것 같은데, 이처럼 중요한 데이터를 다른 사람에게 미룬다고 생각하니 안과 의사로서 제 마음이 편치 않습니다.

그렇다면 수술하는 의사가 수술 전 시력 검사를 꼭 해야 하는 이유에 대하여 설명드리겠습니다.

신발을 예로 들어보겠습니다.

우리가 매일 신는 신발도 조금 크게 신는 것을 선호하는 사람이 있을 수 있고, 반대로 꼭 맞게 신는 것을 선호하는 사람이 있을 수 있습니다.

저는 신발 사이즈가 260mm이지만, 개인적으로 신발이나 옷을 굉장히 크게 신거나 입는 것을 선호하므로, 반드시 매장에 가서 직접 신거나 입어본 후 제일 편안한 상태의 신발과 옷을 구입합니다. (저한테는 편안하지만 실제로는 굉장히 크거나 헐렁한 상태겠지요.)

만일 제가 그냥 인터넷으로 260mm 신발을 주문한다면 치수는 맞을지 몰라도 신어보았을 때 신발이 꼭 맞거나 작다고 느껴 불편해서 신지 못할 가능성이 높으므로, 이러한 위험부담 때문에 인터넷에서 신발 치수만으로 신발을 구매하지는 않습니다.

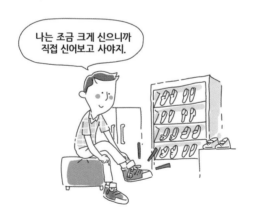

안경도 마찬가지입니다.

먼 거리가 잘 보이는 선명한 안경을 선호하여 조금이라도 덜 보이면 힘들어하시는 분이 계신 반면, 먼 거리가 너무 잘 보이면 어지럽고 초점 맞추는 게 힘들다고 불편해하시는 분도 계십니다.

이런 경우에는 반드시 안경 도수를 0.7~0.8까지 낮추어서 먼 거리 시력은 덜 보이더라도 근거리 시력은 편하게 처방해야 합니다.

라식·라섹 수술 결과도 마찬가지입니다.

라식·라섹 수술은 먼 거리를 안경 없이 잘 보게 하는 것을 목표로 하는 수술입니다. 하지만 라식·라섹 수술 후에 먼 거리가 너무 잘 보이면 행복해하시는 분이 계시는 반면 먼 거리가 너무 잘 보이기 때문에 근거리가 불편하거나 초점 맞추는 일이 불편하여 만족도가 떨어지는 분들도 종종 있습니다.

이러한 가능성이 있는 분들은 반드시 저교정을 목표로 수술을 시행해야 합니다. (이러한 가능성이 높은 분들은 근거리 작업을 많이 하는 직업이거나 나이가 30대 중반 이상인 경우에 해당되며, 이러한 대상자들은 의도적으로 먼 거리를 덜 보이게 하고 근거리를 편하게 수술 계획을 세워야 합니다.)

수술 전 '굴절이상 정도'도 기계적으로 숫자를 대입하거나 다른 사람이 대신해서 얻은 정량적 데이터만으로 수술하는 경우, 수술하는 의사는 위에서 언급한 이런 미세한 차이를 인지할 수가 없습니다. 이런 미세한 차이를 무시한 채 수술을 시행하면 수술은 잘되었지만 환자는 수술 후 불편한 느낌을 계속 안고 살아야 하는 상황이 발생하게 됩니다.

그러므로 반드시 이런 '미세한 시력 교정 작업'은 수술을 시행하는 원장이 직접 확인해야 하는 필수 사항이고, 수술 전 환자분이 원거리 시력을 선호하는지 근거리 시력을 선호하는지 확인하는 것은 수술하는 의사의 의무 사항입니다.

신발 사이즈만 가지고 인터넷에서 주문한 신발이 다행스럽게도 선호하는 크기여서 편안하게 잘 신고 다닐 수도 있지만, 그렇지 않을 가능성이 크기 때문에 신발을 직접 신어보고 본인이 가장 편한 상태의 신발을 매장에서 구매하는 것이 현명한 선택인 것과 같은 이치입니다.

수술 결과에 거의 영향을 줄 거 같지 않은 이런 미세한 부분들이 모여서 수술 후 만족도라는 큰 결과의 차이를 보인다고 생각합니다.

몇 번째로 수술받는 게 가장 유리할까요?

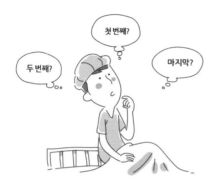

'첫 번째 순서로 수술받게 해주세요.'
'두 번째 순서로 수술받게 해주세요.'
'마지막 순서로 수술받게 해주세요.'

도대체 몇 번째 순서로 수술받는 게 가장 좋을까요?

예전에 제가 처음 안과 의사가 되어 레지던트로 수련받을 때, 처음 배우는 사항 중 하나가 수술 순서를 정하는 규칙을 익히는 것이었습니다. 수술 순서는 반드시 나이순으로, 나이가 많은 환자를 우선으로 당뇨·고혈압이 있거나 건강 상태가 좋지 않은 환자가 최우선입니다. 수술받기 전까지 환자분들은 굉장히 긴장한 상태로 대기하므로 가능하면 나이, 건강 상태로 수술에 우선권을 줍니다.

그리고 소위 VIP 환자분은 반드시 두 번째 수술 순서로 놓는 것이 당시에는 굉장히 중요한 규칙 사항이었습니다.

    옛날에는 수술 장비가 지금처럼 발달하지 않아 첫 번째 수술을 하면서 장비 상태를 체크한 후에 두 번째 수술에서는 상태를 보정하고 VIP 환자를 최상의 장비 컨디션에서 수술하는 경우가 많았습니다.

    또 수술을 시행하는 의료진도 첫 수술은 약간 긴장도 되고 몸이 덜 풀리므로, 두 번째 수술에서 최상의 컨디션으로 수술할 수 있다고 생각했습니다.

    요즘은 어떨까요?

    이전 라식 수술은 환자 한 분당 20분 정도 소요되었지만, 지금 2day라섹은 5분 정도면 수술이 끝납니다. 수술 시간뿐만 아니라 지금은 안구 고정기 장착도 필요 없고, 각막 뚜껑을 만드는 과정도 필요 없어 환자나 의료진이 수술로부터 받는 스트레스가 획기적으로 줄어들었습니다.

    또한 장비 자체가 발전해 셀프 테스팅이 가능하므로 특별히 장비의 워밍업 시간이 필요 없게 되었고, 클로즈 시스템을 갖추게 되어 외부의 온도와 습도의 영향으로부터 자유로워져 24시간 일관된 장비 컨디션을 유지할 수 있습니다.

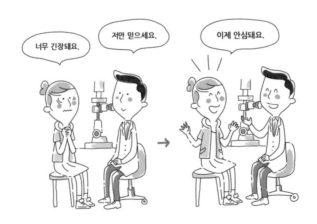

현재는 수술 순서가 수술 결과에 미치는 영향이 전무하다고 생각하시면 됩니다. 하지만 저는 환자분들에게 가능하면 오전에 첫 번째로 수술을 받으라고 권합니다. (특히 수술이 많이 걱정되고 긴장되시는 환자분들에게 해당됩니다.)

첫 번째 수술의 장점은 대기시간 없이 바로 수술이 가능하고, 첫 번째 수술 전에는 전담 직원이 충분히 시간 여유를 가지고 레이저를 테스트한 후 최상의 상태로 장비를 최적화해 놓습니다.

그리고 마지막으로 저는 네다섯 환자분의 수술 데이터를 거의 숙지하고 수술방에 들어가는데 아무래도 오전일수록, 수술 순서가 먼저일수록 데이터를 완벽하게 외우고 수술에 임하는 경우가 많습니다. 참고로 제 딸도 아침 9시 30분에 일찍 수술받고 귀가시켰습니다.

하지만 수술받기 전, 서두르지 않고 여유 있게 수술을 받고 싶고, 수술 후에 대기 시간 없이 빠른 귀가를 원한다면 뒤의 순서로 수술받는 것이 유리할 수도 있습니다.

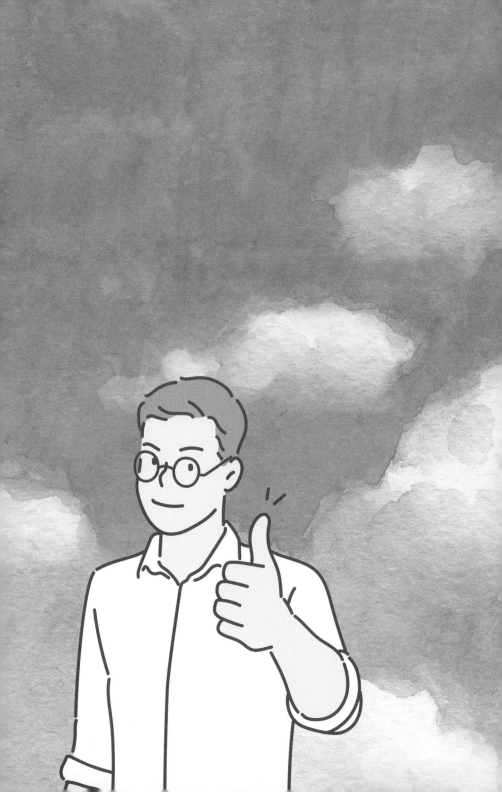

Part 5.

2day라섹 후
주의사항

과도한 조심을 경계합니다

라식·라섹 후 '블루라이트 차단 안경'을
꼭 착용해야 하나요?

❖ 라식·라섹 후 블루라이트 차단 안경의 필요성

요즘 라식·라섹 수술 후 환자분들에게서 "수술 후 블루라이트 차단 안경을 꼭 착용해야 하나요?"라는 질문을 많이 받습니다.

그전에는 "전자파는 수술 결과와 무관하므로 비싼 돈 들여 굳이 착용할 필요가 없다"고 대답해 드렸는데… 이 질문에 대한 답변은 마지막에 있습니다.

최근 2~3년 사이, 각종 디스플레이에서 방출되는 '블루라이트(청색광)'의 유해성에 대한 의미 있는 연구 결과, 컴퓨터나 핸드폰으로부터 나오는 '블루라이트'가 망막을 포함한 안구뿐만 아니라 여러 신체기관에 심각하게 유해한 영향을 주는 것으로 속속 밝혀지고 있습니다.

블루라이트(청색광)란?

블루라이트는 청색광인 415~455nm 파장의 빛으로, 안구세포 독성이 높고, 망막·시신경 기능에 유해한 영향을 주는 것으로 알려져 있습니다.

특히 야간에 노출되는 청색광은 수면 리듬, 심리 정서, 내분비 대사 등 넓은 범위에 영향을 주기 때문에 청색광에 과다 노출 시 멜라토닌 분비 감소, 코르티솔 분비 증가, 체온 상승, 판단력 장애 등 전신 증상을 유발합니다.

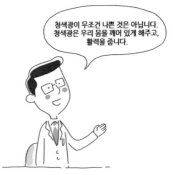

청색광이 무조건 나쁜 것은 아닙니다.
청색광은 우리 몸을 깨어 있게 해주고,
활력을 줍니다.

디지털 눈 긴장증

최근 주목받은 블루라이트 관련 연구 결과를 정리해 보았습니다.

내용은 어렵지만 가볍게 읽고 지나가시기 바랍니다.

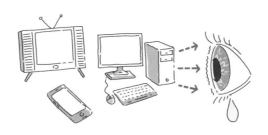

블루라이트(청색광) 관련 연구 결과 1

　　'청색광 배출도를 조절한 인터넷 텔레비전 영상의 눈 피로도 감소 효과'
연구 분석 결과에 따르면 청색광 배출을 줄인 TV 영상은 통상의 영상에 비해
주관적인 눈 불편함, 피로도를 완화시키는 경향성을 보였으며, 특히 원시 피험
자에서는 근거리 조절 기능을 적정 수준으로 유지시킴으로써 눈 피로도 감소
에 기여할 것으로 분석되었다고 연구 발표하였습니다.

- 2018년 아산병원 안과 대한안과학회 발표

　　스마트폰, 컴퓨터, TV 등 다양한 전자기기 사용 시 당연히 눈 피로도
가 증가하여 '디지털 눈 긴장증'이 유발되는데 물론 이러한 전자기기 사용
을 줄이는 것이 가장 좋은 치료 방법이지만, 차선책으로 청색광을 차단하
여 눈 피로도를 낮출 수 있다는 좋은 연구 결과입니다.

블루라이트(청색광) 관련 연구 결과 2

　　2016년 일본 게이오 대학에서 연구 발표한 「Ruducing short wavele
ngth Blue light in dry eye pts with unstable tear film improves
performance on tests of visual acuity」라는 논문에 따르면 '안구건조증
환자에서 청색광 노출은 시력 기능을 손상시킬 수 있으므로, 안구건조증을 동
반한 환자에서 청색광을 효과적으로 차단 시 시력 기능 손상을 예방하는 데 도
움을 준다'고 합니다.

청색광이 특히 안구건조증 환자에게 더 유해하다고 이해하면 될 것 같습니다.

블루라이트(청색광) 연구 결과에 따르면 블루라이트의 과다한 노출은 한국과 미국의 실명 원인 1위인 황반변성을 일으키거나 악화시키는 것으로 보고되었습니다.

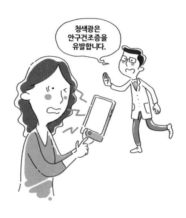

하지만 블루라이트의 과다한 노출이 라식·스마일 라식·일반 라섹·2day라섹 등 시력 교정 수술의 시력 교정 결과에 영향을 주지는 않는 것으로 보입니다.

그러나 시력 교정 수술 직후 '블루라이트'의 과다한 노출은 눈 피로도 및 안구건조증을 유발하며, 지속적으로 안구건조증과 동반된 빛 산란 및 퍼짐 현상을 생기게 하므로, 시력 교정 수술 직후 블루라이트 차단 안경을 착용하여 청색광을 차단하는 것은 수술 후 안구건조증 예방과 선명한 시력에 도움을 줄 것으로 생각합니다.

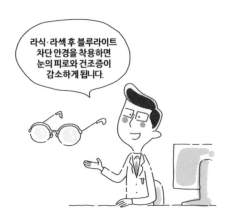

라식·라섹 후 블루라이트
차단 안경을 착용하면
눈의 피로와 건조증이
감소하게 됩니다.

'블루라이트 차단 안경'의 필요성에 대한 결론

수술 여부와 상관없이 일반인들도 컴퓨터나 핸드폰에서 나오는 블루라이트를 차단하는 것은 눈 건강을 위해 꼭 필요하므로 권장할 사항입니다. 시력 교정 수술을 받은 후에는 블루라이트 차단 안경 착용이 비록 최종적인 시력 결과에는 영향을 주지 않지만, 수술 직후 안구의 불편함을 줄이고 시력 선명도를 향상시키는 작용이 있으므로 꼭 필요하다고 생각합니다.

2day라섹 후 주의사항:
조심하지 않는 것이 조심할 사항

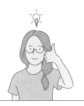

2day라섹을 시행받은 환자분들이 수술 후 자주 물어보는 사항을 정리해 보았습니다.

결론적으로 2day라섹은 일반 라식·스마일 라식·일반 라섹과는 다르게 주의할 사항이 많지 않으므로 다양한 활동을 마음 편하게 하시면 된다고 이해하셔도 좋겠습니다.

❖ 수술 당일

• 수술 당일에는 전체 상처 부위의 70% 정도가 회복되는 것이 목표이

므로 상처 회복을 촉진시키는 자가혈청 눈물을 수시로 점안해 주시기 바랍니다.

- 수술 당일에는 눈을 감거나 잠을 많이 주무시는 것이 상처 회복에 유리합니다.

수술 직후 조심해야겠다는 마음에 눈을 깜빡이지 않고 계속 뜨고 계신 분들이 많은데 이런 경우 보호용 렌즈가 심하게 말라 눈이 불편해집니다. 절대로 눈 깜빡임 없이 계속 눈을 뜨고 계시면 안 됩니다. 한번 눈이 불편해지면 불편함이 증폭되어 오랜 시간 진정되지 않고 계속되므로 눈을 자주 깜빡이시거나 눈을 감고 계실 것을 권합니다.

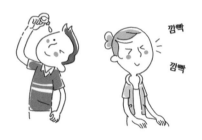

수술 당일: 자가혈청 눈물 자주 점안, 눈 자주 깜빡이기

❖ 수술 1일 후

- 수술 다음 날은 2일간 착용하는 보호용 렌즈가 말라서 유발되는 불

편함을 감소시키기 위해 고농도 인공눈물을 자주 점안해 주시면 좋습니다. 2일간의 렌즈 착용으로 이물감이 있는 경우에는 얼음 찜질이 도움이 될 수 있습니다.

• 수술 다음 날은 보호용 렌즈를 잘 착용하고 계신지 확인하기 위하여 내원하게 됩니다.

다음 날 확인 시 수술한 상처가 70% 이상 회복된 경우에는 수술 2일째 렌즈를 제거합니다.

일반적으로 제가 수술한 환자분들 중 약 80% 이상이 수술 2일째 보호용 렌즈를 제거하였습니다.

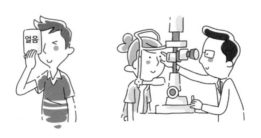

수술 1일 후: 얼음 찜질, 각막 상태 확인

❖ 수술 2일 후

2day라섹은 수술 2일 후 보호용 렌즈를 제거합니다. 렌즈 제거는 1분

정도 소요되며, 렌즈를 제거한 후에는 5분 정도 약간의 불편함이 있지만 금방 개선됩니다.

수술한 상처 부위가 완전하게 회복되어 보호용 렌즈를 제거한 경우에는 수술 부위 상피의 결합력은 수술 전보다 굳건하게 붙어 있는 상태이므로 일상생활에 특별한 제한을 둘 필요는 없습니다. 하지만 각막 표면의 눈물층 상태는 매우 불안전한 상태이므로 지속적인 보습 관리가 필요합니다.

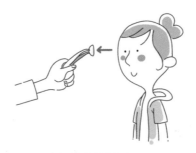

수술 2일 후: 보호용 렌즈 제거

보습 관리 방법

인공눈물

일반 점도의 눈물보다 **고농도 인공눈물**을 계속 점안해 줍니다. 물 성분이 많은 눈물보다는 점액 성분이 많은 인공눈물 사용을 권하며 지속적인 인공눈물 점안이 힘든 경우에는 인공눈물 연고를 점안하는 것도 좋습니다.

눈 깜빡임 습관

시력 교정 수술 후 대부분의 환자분이 조심해야겠다는 마음 때문에 눈을 자주 깜빡이지 않아 눈 깜빡임 횟수가 감소하여 심한 안구건조증 상태가 지속되는 경우가 많습니다. 의식적으로 눈을 자주 깜빡여 주시고, 눈을 수시로 5~10초 정도 감고 있는 것도 건조증을 예방하는 좋은 방법입니다.

주변 환경

난방 사용으로 실내가 너무 건조하면 눈이 불편해질 수 있습니다. 지나친 난방 사용을 피하고 특히 바람이 직접 눈 쪽으로 오는 것을 피하며, 가습기를 사용하여 적절한 실내 습도를 유지하는 것이 매우 중요합니다. 2day라섹 후 2주 정도가 지나면 정상적인 눈물층이 재생되므로 수술 2주 후에는 인공눈물 점안 횟수를 줄여도 됩니다.

렌즈 제거 직후부터 가능한 활동

파마, 염색, 화장은 모두 수술과 무관하므로 보호용 렌즈 제거 직후부터 가능합니다. 샤워, 세안 등 눈에 물이 들어가는 행위도 수술 결과와 무관하고 안구건조증을 악화시키지 않으므로 보호용 렌즈 제거 직후부터 가능합니다.

헬스, 에어로빅, 권투, 주짓수, 이종격투기 등 눈에 직접적인 물리적 자극을 주는 운동도 수술 부위 상피의 결합력은 수술 전보다 곤건하게 붙어 있는 상태이므로 보호용 렌즈 제거 직후부터 특별한 제한을 둘 필요는 없습니다. 수영은 안구건조증을 개선하므로 보호용 렌즈 제거 직후부터 가능하고 오히려 권장하고 있습니다.

장시간 컴퓨터 사용, 핸드폰 사용은 수술 초기 안구건조증을 유발하므로 피하거나 자주 고농도 인공눈물을 점안하면서 사용하면 됩니다.

음주는 수술과는 무관하므로 렌즈 제거 직후부터 가능합니다.

흡연은 눈에 연기가 들어가는 경우 안구건조증을 유발할 수 있습니다.

운전은 보호용 렌즈 제거 후부터 가능하나, 집중해서 운전하거나 야간운전 시 눈 깜빡임 횟수 감소로 눈이 건조해질 가능성이 높으므로 운전 시 의도적으로 눈을 자주 깜빡여 주시고 난방 사용을 자제하는 것이 필요합니다.

쌍꺼풀 수술은 수술 후 안구건조증이 6개월 정도 유발되므로 2day라섹 시행 후 한 달 정도 후에 받으실 것을 권합니다.

코 수술, 피부과 치료는 눈과 무관한 부위이므로 보호용 렌즈 제거 직후부터 시술받아도 무관합니다.

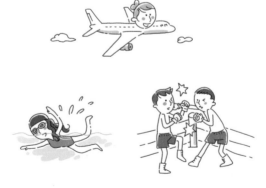

렌즈 제거 직후 가능한 주요 활동: 비행기 탑승, 수영, 이종격투기

비행기 탑승

비행기 탑승은 수술 안전성 및 시력 경과와 무관하므로 수술 직후부터 가능합니다.

여행

2day라섹 시 보호용 렌즈 제거(보통 수술 2일 후) 후에는 물리적 자극에 안전하므로 여행, 수영, 스카이다이빙, 스쿠버다이빙, 스키 등 모든 야외활동이 가능하며 샤워 등도 무관합니다.

극장, 콘서트 관람

2day라섹 시 보호용 렌즈 제거(보통 수술 2일 후) 후 영화 및 콘서트 관람은 수술 결과와 무관합니다.

단지 수술 직후에는 시력의 선명도가 완전히 개선된 상태가 아니므로 눈부심 현상을 심하게 느낄 수 있지만 회복 기간이 지난 후에는 개선됩니다.

조명, 형광등 조명 노출

형광등, LED 조명 등은 수술 재생 부위 회복과 무관하므로 2day라섹 후 노출되어도 무관합니다. 하지만 과다한 조명 노출은 안구 표면에 건조증을 유발하여 수술 후 불편함을 느낄수 있으므로 오랜 시간 조명에 노출될 시에는 눈을 자주 깜빡이고 자주 인공눈물을 점안해 주시는 것을 권합니다.

장시간 스마트폰 사용

눈을 잘 깜빡이지 않고 장시간 컴퓨터나 핸드폰 사용 시 안구 표면이 마르는 건조증 현상을 유발합니다. 이런 경우 안구통증, 이물감 및 일시적 시력 저하와 같은 불편함이 따라옵니다.

❖ 라식 · 라섹 수술 후 눈 영양 보조제를 꼭 복용해야 하나요?

시력 교정 수술 후 눈 영양 보조제 복용은 수술 경과에 도움을 주지 않습니다.

일부 안과에서 라식 · 라섹 수술 후 환자에게 눈 영양 보조제를 수술 경과에 도움이 된다고 판매하기도 하는데 과연 라식 · 라섹 수술 후 이러한 눈 영양 보조제 복용이 도움이 될지 눈 영양 보조제의 성분을 자세히 알아보도록 하겠습니다.

루테인

요즘 가장 핫한 성분입니다. 카메라 필름에 해당하는 망막을 빛으로부터 보호하는 작용을 합니다. 특히 망막의 가장 중심부의 황반부에 다량 분포하고 오랜 기간 산화 스트레스나 블루라이트 등으로 감소 시 황반변성을 유발한다는 연구 결과가 보고되어 요즘 영양 보조제로 가장 많이 판매되고 있습니다. 하지만 우리가 수술받은 각막과는 아무 상관이 없습니다.

비타민 A

망막에 있는 빛을 인식하는 물질인 로돕신을 만드는 재료입니다.

전에는 황반변성 환자들에게 고용량의 비타민 A 치료를 하기도 했지만 전신 부작용으로 현재는 시행하고 있지 않습니다. 역시 우리가 수술받은 각막과는 아무 상관이 없습니다.

대부분의 눈 영양 보조제에 포함되어 있는 성분 중 위 두 가지만이 눈과 관련이 있습니다. 하지만 우리가 수술받은 각막이 아닌 망막의 황반부와 관련이 있을 뿐입니다.

이 두 가지를 제외하고 나머지 비타민과 기타 성분들은 눈과는 무관하고 전신 항산화 효과나 혈액순환 개선 효과를 기대하고 복용하는 것입니다. 그러므로 직접적으로 눈과는 무관하고 더욱이 수술 부위인 안구 내 각막과는 아무 관련이 없습니다.

결론적으로 라식·라섹 수술 후 눈 영양 보조제를 복용하실 필요는 없습니다.

더 나아가 현재 황반변성 질환이 있는 환자나 황반 기능이 저하되어 있는 60세 이상의 연령층을 제외하고 젊은 연령의 환자분들이 눈 영양 보조제를 복용함으로써 장기적으로 황반질환을 예방한다는 연구 결과는 현재까지 전혀 없습니다.

그러므로 황반 부위가 건강한 일반인들은 군이 눈 영양 보조제를 따로 복용할 필요는 없습니다.

❖ 선글라스는 언제까지 착용해야 하나요?

라식·라섹 수술 같은 시력 교정 수술 후 자외선을 차단해야 하는 이유는 옛날에는 수술 후 지나친 자외선에 노출 시 수술 부위에 혼탁을 유발할 수 있었기 때문입니다. 하지만 최근에는 수술 시 혼탁 방지제를 사용하기 때문에 라섹 수술 후 혼탁 가능성은 거의 없습니다. (하지만 -8디옵터 이상의 초고도 근시에서는 아직도 혼탁 가능성이 있으므로 절삭량을 최소화하고 혼탁 방지제 사용, 엑스트라 시행이 필요하며 수술 후에도 4~6개월 동안 안약 점안을 권장합니다.)

최근의 개념은 지나친 자외선 노출은 수술 부위의 재생 회복 속도를 촉진하여 빠른 시력 회복의 결과를 초래할 가능성이 있으므로 주의가 필요하다는 것입니다. 특히 고도근시 이상의 환자에서 너무 빠른 시력 회복은 퇴행 현상을 유발하여 시력 저하의 원인이 됩니다.

그러므로 경도 근시나 중등도 근시 환자에서 자외선 차단은 많이 중요하지 않지만 고도근시 이상의 환자에서 자외선 차단은 수술 후 중요한 관리 사항입니다.

일반적으로 자외선 차단은 3개월 정도면 충분하지만 -8디옵터 이상의 고도근시 환자는 수술 부위 재생이 완성되는 6개월 정도까지 필요할 수 있습니다. (최근에는 초고도 근시 환자의 경우에도 혼탁 방지 목적으로 엑스트라 시술을 병행하여 혼탁 방지제 사용을 줄이고 수술 후 스테로이드 안약 점안 기간도 단축하고 있습니다.)

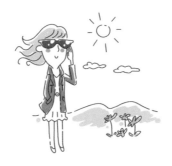

❖ 수술 후 블루라이트 차단이 꼭 필요한가요?

블루라이트(청색광)에 관한 연구 결과를 다시 인용하여 말씀드리면, 수술 여부와 무관하게 블루라이트의 과다한 노출은 한국과 미국의 실명 원인 1위인 황반변성을 일으키거나 악화시키는 주요한 원인입니다. 하지만 블루라이트의 과다한 노출이 라식 · 스마일 라식 · 일반 라섹 · 2day라섹 등 시력 교정 수술의 시력 교정 결과에 영향을 주지는 않습니다.

그러나 시력 교정 수술 직후 블루라이트의 과다한 노출은 눈 피로도 및 안구건조증을 유발하게 되며, 지속적으로 안구건조증과 동반된 빛 산란 및 퍼짐 현상을 생기게 하므로, 시력 교정 수술 직후 블루라이트 차단 안경을 착용하여 청색광을 차단하는 것은 수술 후 안구건조증 예방과 선명한 시력에 도움을 줄 것으로 생각합니다.

그래서 라식 · 라섹 수술 후 '블루라이트 차단 안경' 착용 필요성에 대한 논란의 최종 결론은 수술 여부와 상관없이 일반인도 컴퓨터나 핸드폰에서 나오는 블루라이트를 차단하는 것은 눈 건강을 위해 꼭 필요한 권장 사항이라는 것입니다.

시력 교정 수술을 받은 후에는 블루라이트 차단 안경 착용이 비록 최종적인 시력 결과에는 영향을 주지 않지만, 수술 직후 안구의 불편함을 줄이고 시력 선명도를 향상시키는 효과가 있으므로 꼭 필요할 것으로 보입니다.

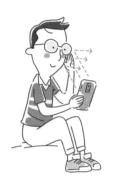

수술 후 관리사항 중 중요사항을 정리해 보면 아래와 같습니다.

수술 후 관리사항 중 시력 결과에 영향을 도움을 주는 것
① 의사의 지시에 따른 스테로이드 안약 점안
안약을 무조건 자주 넣으라는 의미는 아닙니다. 시력 회복 경과가 예

상보다 천천히 진행되는 경우에는 안약 점안을 중단하는 것을 권장하기도 합니다.

② 고도근시 이상 환자에서 자외선 차단(수술 부위 재생 기간 동안에만)

수술 후 관리사항 중 시력 결과와는 무관하며 단지 불편함을 개선시키는 것
① 블루라이트 차단
② 고농도 인공눈물 점안
③ 취침 전 인공눈물 연고 점안
④ 장시간 컴퓨터 및 핸드폰 사용 피하기

눈을 자주 깜빡이지 않고 장시간 컴퓨터나 핸드폰 사용 시 안구 표면이 마르는 건조증 현상이 발생합니다. 이런 경우 안구통증, 이물감 및 일시적 시력 저하와 같은 불편함이 따라옵니다.

안약을 점안하는 가장 정확한 방법

이 글은 충북대학병원 안과 김창식 교수님이 환자분을 위하여 쓴 글을 요약한 것입니다.

안약 넣는 시간 설정하기

약을 넣었는지 안 넣었는지 알기 쉽도록 약 옆에 달력을 두고 약을 넣을 때마다 달력에 표시하는 것도 좋다.

요즘은 거의 핸드폰을 사용하기 때문에 약 넣을 시간을 핸드폰 알람으로 설정해 두고 알람이 울릴 때마다 약을 사용하는 것도 좋은 방법이다.

안약 넣는 방법

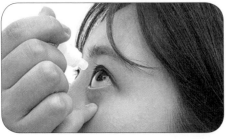

▶ 손으로 아래 눈꺼풀을 잡아당겨 눈과 눈꺼풀 사이에 공간을 만들고, 약병을 든 오른손을 왼손 등에 기대어 흔들리지 않게 하여 안약을 떨어뜨린다.

안약을 넣을 때는 그림과 같이 고개를 뒤로 젖히고 턱을 치켜든 자세에서 아래 눈꺼풀을 왼손으로 잡아당기고, 오른손으로 안약 병을 잡고 눈과 눈꺼풀 사이에 생긴 틈에 안약을 떨어뜨린다.

눈꺼풀을 잡아주지 않으면 약이 들어가는 순간 눈을 감아 실패하기 쉽다. 오른손을 왼손 등 위에 기대면 떨림을 줄일 수 있어 안약을 정확히 넣기가 더 쉽다. 이때 안약 병 끝이 눈이나 눈꺼풀에 닿으면 눈을 다칠 뿐 아니라, 피부에 살고 있는 세균이 안약 병 안으로 들어가 약을 오염시킬 수 있다. 따라서 눈에 닿지 않도록 2~3cm 위에서 점안해야 한다.

물이 잘 떨어지는지 보기 위해 약병 끝을 바라보는 사람도 있지만, 그러면 약물이 떨어질 때 무서워 눈을 감기 쉽고 잘못하면 검은 동자를 다칠 위험성도 있다. 따라서 눈은 더 위로 이마 쪽을 바라보거나 약병을 피해 다른 쪽을 보는 것이 좋다. 허리가 아프거나 손이 흔들려 목을 뒤로 젖히고 약을 넣기 어려우면 누운 자세에서 같은 요령으로 약을 넣는 것이 훨씬 쉬운 방법이다.

안약 점안 후 눈물 배출구 차단

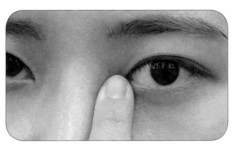

▶ 약을 넣은 후에는 눈꺼풀 안쪽의 눈물 배출구를 막아 약의 손실과 전신 흡수를 줄인다. 안약을 넣고 난 후에는 손가락으로 위아래 눈꺼풀 안쪽 끝을 눌러주는 것이 좋다.

위아래 눈꺼풀의 코 쪽 끝에는 눈물점이라는 구멍이 있는데, 평상시 눈물이 여기로 들어가 코 안을 거쳐 목 뒤로 배출되는 경로다. 안약을 넣고 눈을 깜박거리면 이곳으로 약이 신속히 빠져나가 버리기 때문에 눈으로 가는 효과가 감소하고 엉뚱한 곳으로 가서 전신 부작용을 증가시킬 수 있다. 점안 후 30초~1분 정도 눈물점을 막아줘도 안약의 효과가 올라가고 전신 부작용이 반 이상 감소한다고 한다.

이 눈물점은 아주 부드러운 점막으로 된 조직이기 때문에 눈꺼풀이 살짝 눌리는 정도만 해줘도 약의 배출을 막을 수 있다.

눌러줄 때 반드시 눈꺼풀 안쪽이 눌려야 하고 눈이 함께 눌리는 것은 안압을 올릴 수 있기 때문에 좋지 않다.

눈을 피해 눈 바로 옆에서 코뼈 쪽으로 지그시 1분간 눌러준다. 그러나 이렇게 손가락으로 눈물점을 막는 방법을 제대로 정확히 하기는 쉽지 않다.

잘못 누르는 것은 하지 않는 것과 마찬가지이므로, 자신이 없으면 의사에게 누르는 것을 보여주고 확인받는 것이 좋다.

눈물 배출구 차단이 어렵다면 안약 점안 후 눈 감고 있기

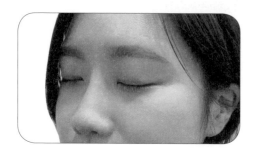

눈물 배출구를 제대로 누르는 게 어렵다면 차라리 눈을 깜박거리지 말고 눈을 살짝 감고 있는 방법이 더 효과적일 수도 있다.

눈꺼풀을 누르는 대신 2~3분간 눈을 지그시 감고 있어야 하는데, 그동안에 음식을 먹거나 침을 자주 삼키는 것도 피해야 한다. 눈을 자꾸 깜박거리거나 음식을 삼키면, 그때마다 콧속으로 안약이 빨려 내려와 전신으로 흡수되어 부작용이 날 수 있다.

2~3분간 눈을 감고 있으라고 하면, 실제로 많은 환자들이 채 1분도 감고 있지 않는다. 눈을 감고 마음속으로 천천히 1에서 150까지 숫자를 헤아리는 것이 좋다.

물론, 이 방법으로 약이 눈물 배출구를 통해 넘어가는 것을 완전히 막을 수는 없지만, 약의 효과를 높이고 부작용을 줄이는 데 일조할 것이다. 안약을 넣은 후 목 뒤로 쓴 물이 넘어오는 느낌이 심하다면 제대로 눈꺼풀을 누르거나 눈을 감고 있지 않은 것이다.

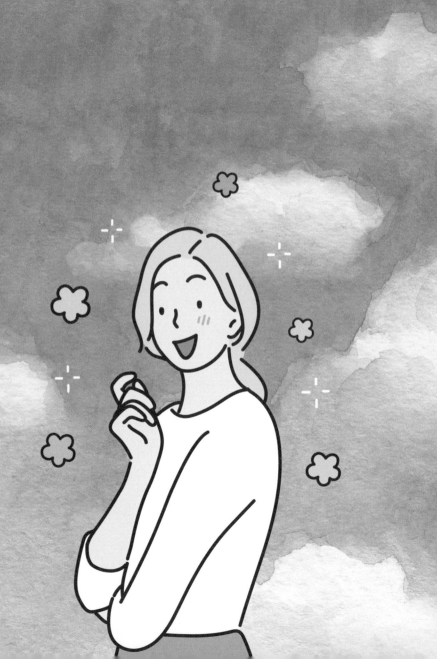

Part 6

2day라섹 후
더 행복해지는
비밀

2day라섹 안과 의사의
소명과 성취감

안과 의사 오원장의 이키가이 마음가짐

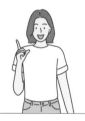

2019년 노벨 화학상 수상자로 선정된 '요시노 아키라'는 휴대 전화기와 노트북의 리튬이온 전지를 상용화하는 업적을 이룬 훌륭한 분입니다.

그는 교토 대학 대학원을 졸업한 뒤 아사히 카세이에 입사하여 40여 년간 오로지 '충전할 수 있는 전지' 개발에만 몰두했다고 합니다. 그가 받은 노벨상은 평생 한 우물만 판 장인정신에 대한 존경의 표현이라고 생각합니다.

요시노 아키라는 수상소감에서 "집착이라고 할까, 포기 안 하는 것이 필요하다"라고 말했습니다. 리튬전지 상용화는 한마디로 그의 집착과 끈기가 이룬 결과물이었던 것입니다.

2014년 청색 LED를 개발하여 노벨 물리학상을 받은 '나카무라 슈지'도 지방 중소기업의 연구원 출신입니다.

그는 자신의 인생에서 성공 키워드로 다음 세 가지를 들었습니다.

첫째, 무조건 할 수 있다고 생각하라. (반복되는 실패와 주변의 비난에도 '할 수 있다'는 믿음이 성공으로 이끈다.)

둘째, 상식에 사로잡히지 마라. (때로는 자신만의 생각에 집중해야 문제의 실마리를 얻을 수 있다.)

셋째, 끈기와 집념만 있으면 무엇이든 해낼 수 있다. (심장이 뛰는 곳에서 끝까지 한다면 세상에 없던 그 무언가를 만들 수 있을 것이다.)

역시 청색 LED 개발도 그의 끈기와 집념이 이룬 결과물입니다.

일본이 지금까지 총 25명의 노벨상 수상자를 보유하고, 매년 과학 분야에서 수상자를 끊임없이 배출한다는 사실은 놀라움 그 자체입니다. 하지만 더 놀라운 것은 노벨상 수상자 대부분이 일본 국내파 학자들이고 심지어는 유학이나 해외여행도 한 번 가보지 않았다는 점입니다.

하지만 이들 모두에게는 가장 중요한 공통점이 한 가지 있습니다.

평생에 걸쳐 자신이 중요하다고 생각하는 한 가지에 끈기, 집념 그리고 집착을 가지고 매진했다는 사실입니다. 이것을 이키가이 마음가짐이라고 합니다.

일본은 과거 역사 때문에 우리에게 그다지 좋은 느낌을 주지 않는 나라지만 배울 점은 배워서 우리가 발전시키는 것이 더 중요하다고 생각해 오늘은 이전부터 꼭 말씀드리고 싶었던 이키가이 마음가짐에 대하여 설명드리고자 합니다.

이키가이 마음가짐은 무엇인가?

이키가이 마음가짐을 한국어로 번역할 수는 없지만 제 나름대로 번역하면 '성공을 위하여 인생의 모든 것을 희생하고 노력하는 모습이 아닌, 자신이 중요하다고 생각하는 일 자체에서 보람을 느끼고 발전시켜 나가면서 장인의 경지에 이르는 과정의 자세'라고 생각합니다. 어렵습니다. 그래서 부연 설명이 필요합니다.

일본 켄 모기의 『이키가이』란 책을 참조해서 정리해 보았습니다.

저자는 나의 존재를 성과로 증명해 보이려는 생각을 버리고, 가치의 근거로 삼고 살아가는 자세로 정의하고 있습니다.

일반인들은 요시노 아키라가 자신의 일에 왜 그토록 많은 시간을 할애해 가며 심혈을 기울이는지 이해하지 못했지만, 그는 오랜 기간 초심을 잃지 않기 위해 끊임없이 자신을 다독이며 용기를 불어넣어 주고 자신의 일을 개선하기 위한 노력을 게을리하지 않았을 것입니다. 좀 더 특별한 것을 만들고 싶다는 내면의 소리에 귀를 기울이며, 목표를 이룰 수 있도록 끈질기게 스스로에게 동기를 부여해 주었을 것입니다.

즉, 이키가이 마음가짐은 어느 한 개인이 꾸준하게 지켜가는 자신만의 삶의 기준, 어느 한 개인이 고수하는 삶의 전문적인 영역에서의 질적 수준으로 평생토록 유지하는 삶의 태도가 되는 마음가짐입니다.

아주 디테일한 부분까지 심혈을 기울이는 접근 방식으로 돈을 많이 벌거나 사회적으로 명성을 얻고자 하는 성공 개념과는 무관하며, 시장 원리로는 도저히 이해할 수 없는 수준이라는 점이 가장 중요한 특징입니다.

예를 들어, 물건을 만들 때도 부와 명성을 얻는 성공을 하고 싶다면 적당한 수준의 물건을 만드는 게 유리합니다. 일정 수준의 품질에 도달하면 굳이 더 이상 노력을 하지 않아도 계속해서 비슷한 수준의 상품을 생산하며 성공을 거둘 수 있습니다.

하지만 이키가이 마음가짐을 가진 사람에게는 적당한 수준에서의 타협이란 절대로 있을 수 없습니다. 적당히 맛있거나 적당히 괜찮은 상품을 만들어낸 사람이 오히려 사회적으로 더 크게 성공할 수는 있겠지만, 이키가이 마음가짐을 가진 사람은 특별한 혜택이나 경제적 보상이 주어지지 않더라도 그 이상을 이루려고 항상 전진합니다. 이키가이 마음가짐에는 '적당히'라는 단어가 없기 때문이며, 스스로 만족하기가 어렵기 때문입니다.

완벽을 추구하는 사람은 일을 할 때 필요 이상으로 노력을 많이 쏟아붓는다는 느낌을 가져야 합니다. 노력의 도가 지나치다는 느낌이 드는 바로 그 지점에서 기적이 일어나며 보통 사람들이 원하는 것과는 질적으로 다른 물건이 탄생하게 된다고 합니다.

이때는 성공을 얻기까지 쏟아부은 노력을 뛰어넘는 영역에 이르기 때문에 인생에서 반드시 성공을 거두지 않더라도 이키가이 마음가짐을 가지는 것이 가능하며, 누군가에게 찬사를 받거나 명성을 얻는다거나 했을 때 얻을 수 있는 개념은 아닌 것입니다.

특히 매일매일 반복되는 단조로운 과정이나 시간이 많이 소요되는 자잘한 단계를 수없이 거쳐야 하는 인내심을 요하는 작업에서 이러한 마음가짐을 가질 때 단조롭거나 자잘한 일들이 매우 보람 있는 일로 바뀌게 됩니다.

즉 이키가이 마음가짐은 인생에 목표를 부여하는 동시에 끝까지 밀어 붙일 수 있는 열정과 끈기를 갖게 해주는 것입니다.

이키가이 마음가짐을 가지면 삶은 변화하며 더 오래도록 건강하고 더 만족스러운 삶을 영위할 수 있다고 합니다. 기쁨을 발견하고 마음 깊이 간직하는 이키가이 마음가짐을 얻게 되면 창의적이고 그 자체가 성공적인 삶이 되며, 무한한 기쁨을 주는 일에 몰두하다 보면 덤으로 사회적인 보상을 받을 수도 있는 것입니다.

그렇다면 우리는 어떤 방식으로 이키가이 마음가짐을 얻을 수 있을까요?

첫째, 작은 일부터 시작하기

처음부터 거창한 일을 시작할 수는 없습니다. 실현 가능한 작은 일부터 시작하면서, 마음가짐은 열려 있고, 호기심이 가득하고, 가슴속에는 목표를 이루고자 하는 의지와 패기가 있어야 합니다.

둘째, 자아 내려놓기

여기서 자아란 성공, 돈, 명성을 추구하는 생물학적인 인간으로서의 자신을 말합니다. 보상을 얻기 위해 힘들어도 참고 견디는 게 아니라 일 자체가 목적이 되어야 합니다.

몰입 상태에서 일은 돈을 벌기 위한 수단이 아니라 일 자체가 엄청난 기쁨을 가져다주기 때문에 일에 매진하게 됩니다. 자아를 내려놓으면 삶의 무거운 짐에서 해방됩니다.

셋째, 작은 일에서 발견하는 기쁨 느끼기

일등이 되어야만 사는 보람과 기쁨을 얻을 수 있는 것은 아닙니다. 고정관념을 뛰어넘어 내면의 목소리에 귀를 기울여야 합니다.

넷째, 현재에 충실하기

인간이 살면서 행복감을 느끼기 위해서는 절대적으로 필요한 요소가 있다고 합니다. 바로 '몰입'입니다. 몰입 상태에 도달하면 이키가이 마음가짐을 최대치로 활용할 수 있으며 매일 반복되는 일상이 즐거워집니다.

어떤 활동에 완전히 몰입하는 경지에 이르면 자신의 일이나 노력을 인정받지 못하는 것과는 상관없기 때문에 보상을 기대하지 않게 되며, 타인에게 인정받는 만족감을 느끼지 않더라도 행복한 상태를 유지할 수 있습니다.

몰입 상태에서는 돈을 벌기 위한 수단이 아니라 그 자체가 엄청난 기쁨을 주기 때문에 일을 하게 됩니다. 즉 보상을 얻기 위해 힘들어도 참고 견디는 게 아니라 일 자체가 목적이 되는 이키가이 마음가짐을 갖게 됩니다.

저는 아직 많이 부족하지만 매일매일 제 나름대로 이키가이 마음가짐으로 환자분들을 응대하고 수술을 시행하고 2day라섹을 발전시키고자 매진하고 있으며, 이러한 과정에서 인생의 큰 기쁨을 얻고 있습니다.

오히려 이러한 기회를 주신 환자분들께 깊은 감사를 드립니다.

2day라섹 발전을 위한 새로운 마음가짐

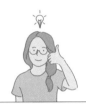

❖ 새로운 마음가짐

우리의 마음가짐을 새롭게 바꾸는 것에 관하여 좀 더 구체적으로 설명해 보겠습니다. 이를 계기로 지금까지 잘해왔던 우리의 장점을 다시 정리하여 앞으로도 자만하지 않고 계속 최선을 다하여 나갈 수 있도록 제 자신의 내면을 새롭게 하고자 합니다.

새로운 마음가짐: 멈추지 않는 변화—남과는 다르게 생각하기

저희는 다른 이들의 흐름에 휩쓸리고 싶지 않습니다. 남들이 달려가는 곳을 따라가기보다 우리가 최선이라고 생각하는 철학과 방식을 추구합

니다.

이러한 철학은 지난 20년 동안 이오스가 제일 잘할 수 있는 일에만 집중해서 총력을 다한 결과 완성되었습니다. 남들이 다 할 수 있는 일을 하기보다는 이오스만이 할 수 있는 일을 찾아서 하려고 합니다.

과거로 거슬러 올라가 봅니다.

10~15년 전만 하더라도 안내렌즈삽입술의 대세는 전방 안내삽입술이었습니다.

하지만 저희는 전방 안내삽입술은 부작용 때문에 나중에 반드시 제거해야 한다고 생각했고, 후방 렌즈삽입술만이 안전하다고 확신했습니다. 대부분의 안과에서 전방 안내삽입술을 시행하였지만 저희는 끝까지 전방 안내삽입술은 시행하지 않았고, 수술이 어렵지만 좋은 결과가 있는 후방 안내삽입술만 고집하였습니다.

현재는 모든 안과에서 후방 렌즈삽입술만 시행하고 있고 전방 안내삽입술은 부작용 때문에 이제 사라진 수술이 되었습니다.

10년 전에는 레이저로 각막 뚜껑을 만드는 라식 수술이 대세였습니다. 모든 안과에서 경쟁적으로 펨토초 라식을 했지만 저희는 하지 않았습니다. 레이저로 각막 뚜껑을 만든다 하더라도 라식이 안고 있는 근본적인 부작용이 감소하는 것이 아니기 때문입니다. 결국 10년이 지난 지금 이 수술도 사라졌습니다.

이와는 반대로 5년 전 각막의 안전성을 증대시키는 엑스트라 시술을 우리나라 최초로 시행했습니다. 많은 안과에서 이 수술이 '효과가 없다', '안압 측정이 안 된다', '내피세포가 손상된다' 등 확인되지 않은 이야기로 거부감을 표현했습니다.

하지만 엑스트라 시술은 현재 전 세계적으로 80만 케이스 이상 시술 되었고, 스마일 라식이 가진 원추각막 부작용을 예방할 수 있는 확실한 대 안으로 부상하고 있습니다.

마지막으로 지난 10년간 2day라섹은 정말 많은 비판과 시기를 받아야 했습니다. 허위라고 신고가 들어가 보건소 조사도 여러 번 받았습니다. 이 러한 과정이 너무 힘들어서 중간에 포기할까 생각하기도 했습니다.

하지만 현재 2day라섹의 결과에 이의를 제기하는 사람은 없습니다. 오히려 전국의 많은 안과에서 2day라섹이란 이름의 유사한 수술을 시행 하여 올바른 2day라섹에 대하여 고지해야 하는 실정입니다.

다른 안과에서 '각막 상피를 어떻게 벗길까' 고민할 때 '굳이 상피를 벗 길 필요가 있을까' 생각하고 벗길 필요가 없는 수술에 주목하였습니다.

이러한 시도의 근본은 고객과 눈높이를 맞추어 고객의 입장에서 원하 는 것을 찾아서 발전시키고자 하는 마음입니다.

집요함(Persistence): 지나치다고 느낄 정도의 완벽함 추구

집요함은 아주 디테일한 부분까지 심혈을 기울이는 접근 방식으로

2day라섹도 미친 듯한 집요함의 결과물입니다.

제가 지난 10년간 2day라섹을 개발·발전시키면서 주위 동료, 직원들로부터 가장 많이 들었던 말은 '꼭 이렇게까지 해야 하느냐?'는 것이었습니다.

초기에는 1년 동안 2day라섹 후 2일 만에 렌즈를 제거해 주겠다는 환자와의 약속을 지키기 위해 매주 일요일 저녁 9시에 혼자 나와서 금요일에 수술한 환자분 렌즈를 다 빼주고 귀가하였습니다. 자신이 상상한 바를 현실로 이루기 위해 절대 제 자신과 타협하지 않았습니다.

우리가 제일 잘할 수 있는 것에만 최선을 다하기 위해서 많은 실패와 시행착오를 거쳤고 돌이켜 보면 무엇 하나 버릴 수 없는 소중한 경험이고 자산이었습니다.

앞으로도 절대 자만하지 않고 환자분의 눈높이에서 집요할 정도로 꼼꼼하게 모든 과정을 처리할 것을 약속드립니다.

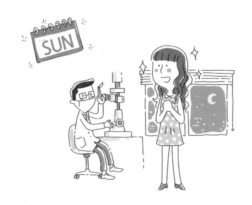

편안한 마음으로 수술받을 수 있는
이오스만의 필살기

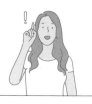

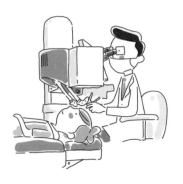

  수년 전부터 환자분들이 '좀 더 편안한 마음에서 수술받을 수 있는 방법이 없을까?' 깊은 고민을 하였습니다. 이러한 과정을 거쳐 그 해답의 열쇠를 공간, 환자분의 마음가짐, 의료진에 대한 신뢰에서 찾아보고자 하였습니다.

공간

수년간의 준비 끝에 2019년 말 오픈하여 이미 수술 환자분들로부터 많은 호평을 받고 있는 이오스안과 수술 센터의 새로운 공간은 아래와 같은 콘셉트로 설계되었습니다.

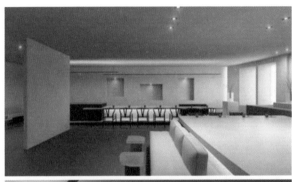

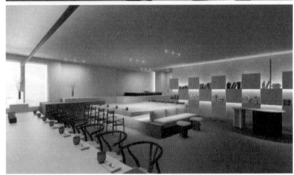

새로운 공간: 새로운 EOS Experience 5(O) Sense

오감을 통한 새로운 경험 테라피(Therapy)
환자분께서 수술을 받으러 오시면 일단 매우 긴장하고 불안한 상태로 내원합니다.
20층 진료 센터에서 모든 수술 전 검사를 마치고, 수술 설명을 들은 후에 불안감은 최고조에 달하게 됩니다.
하지만 최종적으로 수술실이 위치한 19층 수술 센터 EOS Experience 5(O) Sense로 오셨을 때 환자분께서는 전혀 상상하지 못했던 놀라운 공간을 접하게 되면서 제가 의도한 긍정적인 심적 변화를 경험하게 됩니다.

불안한 감정을 차분하게 해주는 공간

새로운 공간이 주는 가장 큰 목표는 극도로 높아진 긴장감을 편안함과 안도감으로 바꾸어주는 것입니다.

'환자와 보호자는 트렌디하며 정교하게 잘 준비된 카페에서 매우 훌륭한 음악을 들으면서, 잘 교육받은 직원으로부터 잘 어우러진 음료와 다과를 제공받는 중간에 잠깐 수술을 받고 온다. 실제 수술 시간은 5분 정도 소요된다…'

새로운 공간은 이러한 콘셉트를 가지고 설계했고 실제로 많은 호평을 받고 있습니다.

모든 게 차분한 공간은 동양적인 전통과 모던의 조화로운 부분, 정갈하면서도 고요한 이미지를 표현하고자 하였으며 이러한 콘셉트를 인테리어를 포함한 모든 시각적 요소에 충분히 반영하고자 노력하였습니다.

또한 이러한 시각적인 요소뿐만 아니라 청각 · 미각 · 후각 · 촉각까지도 염두에 두어 수술을 앞둔 환자분의 마음상태가 차분해질 수 있도록 오랜 시간 기획하고 준비하였습니다.

그러므로 수술 전에 수술에 대한 걱정은 버리고 단지 새로운 경험을 즐긴다고 생각해 보세요.

환자분의 마음을 진정시키는 담당 의사의 차분한 목소리와 따뜻한 손길

공간적인 요소를 편안하게 개선한 것 못지않게 환자분의 심리적인 부분의 변화도 많이 고민하였습니다.

실제로 2day라섹은 다른 시력 교정 수술과는 달리, 불편한 안구 고정기를 전혀 사용하지 않으며 다른 기구나 화학물질을 사용하지 않으므로 수술 중 통증이나 불편감이 거의 없습니다.

레이저 조사가 이루어지는 20~30초 동안 환자분은 타깃 불빛을 응시하기만 하면 되고, 눈을 계속 뜨고 있기가 힘들면 중간에 눈을 깜빡여도 수술 결과에는 전혀 영향을 미치지 않습니다. 하지만 눈을 수술하는 만큼 환자분들이 긴장하는 것은 충분히 이해가 됩니다.

수술 전 준비 과정에서 환자분의 얼굴을 만지기만 해도 그 환자분이 심리적으로 얼마나 경직되어 있는지 알 수 있습니다. 너무 긴장하고 걱정이 가득한 환자분은 눈을 만지기만 해도 경련을 일으키거나 눈을 제대로 뜨지 못하는 경우도 많습니다.

그렇지만 제가 수술하기 전에 진심을 담아 차분한 목소리로 격려해 드리고 따뜻한 손길로 천천히 수술을 진행하면 몹시 긴장하셨던 분들도 차츰 긴장을 풀고 편안하게 수술을 받습니다.

불과 5~10초의 짧은 시간이지만 환자분이 저를 믿고 본인의 눈을 맡기게 되며 몸과 마음이 편안해지는 변화를 느끼게 됩니다.

이러한 변화 후에 환자분의 경직되었던 얼굴과 눈이 부드럽게 풀리고 좀 더 편안한 자세가 됩니다. 마음이 풀리면서 말씀도 편안하게 하십니다.

담당 의사의 차분한 목소리와 부드러운 손길은 환자의 고통을 줄이고 평온함을 유도하는 옥시토신이라는 호르몬의 분비를 촉진하는데, 이러한 호르몬의 분비로 수술 중에도 따스하고 편안한 기분을 느끼게 되는 것입니다.

저에 대한 믿음, 신뢰

이 순간에도 아직 일어나지도 않은 미래의 일을 걱정하거나, 지나간 일을 두고두고 후회해 한숨 짓거나, 불행한 사람의 경우를 예로 들면서 '나에게 그런 일이 생기면 어떡하나?' 하고 걱정하고 계시지 않은가요?

예를 들어 1년 전에 했던 이런 많은 걱정들이, 걱정을 함으로 해서 1년이 지난 현재 우리의 삶을 바꾸어놓은 것이 있을까요? 아마 하나도 없을 겁니다.

우리가 행복해지기 위해 이 세상에 태어난 것처럼 시력 교정 수술 또한 안경이나 렌즈로부터 해방되어 더 행복해지기 위해 용기를 내어 받는 것입니다.

'수술 중에 잘못되면 어떡하지?' 이렇게 아직 일어나지도 않은, 그리고 일어나지 않을 미래의 일로 미리 걱정하지 마시고 '안경 벗으면 제일 먼저 무엇을 할까?'라고 수술을 받을 때 본인에게 즐거운 마음으로 물어보세요.

그래도 불편한 마음이 남아 있겠지만, 걱정의 반대는 믿음입니다. 막연하게라도 걱정스러운 마음이 남아 있다는 것은 '자기 스스로나 의료진을 믿지 못한다'는 의미이므로 지금 자신감이 없다면 스스로에게 이렇게 이야기해 주세요. '오 원장님이라면 분명히 괜찮을 거야', '오 원장님을 믿어보자'라고요…. 저를 진심으로 믿고 편안하고 즐거운 마음으로 수술받으세요.

마지막으로 저는 수술이 끝나고 나면 항상 환자분들에게 "너무 잘하셨습니다"라고 칭찬을 해드립니다. 왜냐하면 환자분이 잘하고 못하고와는 무관하게 환자분께서는 진심으로 최선을 다했음을 저는 알고 있기 때문입니다.

그리고 저 또한 언제나 한 분 한 분 '제가 할 수 있는 최대한의 능력을 발휘하도록 진심으로 최선을 다하고 있기 때문에' 수술 후에는 저 스스로에게 잘했다고 항상 칭찬을 합니다.

우리 환자분은 '나에게 오늘은 정말 좋은 일만 일어난다'는 확신을 가지고 그리고 저를 꼭 믿고 최선을 다하고 있는 스스로에게 감사하면서 짧은 수술 시간이지만 수술 중에 계속해서 스스로를 칭찬하고, 칭찬하고 또 칭찬해 주세요.

이제 마술처럼 멋진 일들이 일어날 겁니다.

수술과 관련된 공지사항

① 현재 이오스안과에서는 2day라섹 수술 전 안약을 이용한 점안마취를 합니다. 일반적으로 하는 마취 빈도보다 3배 정도 더 자주 마취약을 점안하므로 수술 중에 아프거나 할 일은 전혀 없으니, '수술 중 아프면 어떡하나?' 하는 걱정은 절대로 하지 마세요.

② 저와 함께 수술을 진행하는 간호사, 검안사는 풍부한 경험과 혹독한 훈련을 이수한 저희 병원 최고의 에이스들입니다. 직원은 원장 성격을 닮는다고 저보다 더 꼼꼼하고 모든 일에 철두철미하므로

이분들의 능력을 100% 믿으셔도 됩니다.

③ 아마리스 레드 레이저는 환자분이 수술 중 안구를 움직여도 향후 움직일 방향을 미리 예측하여 레이저 조사가 이루어지는 최강의 안구 추적 장치를 내장하고 있습니다. 또한 타 레이저 장비에 비하여 2배나 레이저 조사 속도가 빠르므로 수술 시간이 가장 짧고, 빠르게 진행됩니다. 그리고 '혹시 수술 중에 타깃 불빛을 보지 못하면 어쩌나?' 하는 걱정은 불필요하니 저와 장비를 믿고 편안한 마음으로 수술받으시면 됩니다.

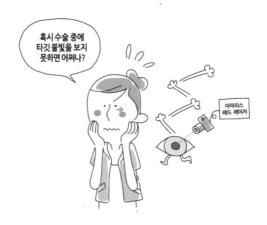

인생을 어떤 프레임으로 바라볼 것인가?

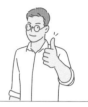

저는 '인생을 어떻게 살 것인가'라는 거창한 고민에 대한 해답을 '인생을 어떻게 바라볼 것인가'라는 질문에서 얻게 되었습니다.

또한 환자 입장에서 '라식·라섹 수술을 어떻게 생각할 것인가'에 대한 질문에 대한 해답을 얻기 위하여 깊은 감동과 배움을 주었던 서울대 최인철 교수님이 쓴 세 권의 책『프레임』,『굿 라이프』,『심리학 프리즘』을 인용하여 정리해 보았습니다.

책을 읽는 내내 '인생을 어떻게 바라볼 것인가'가 아닌 '환자 입장에서 라식·라섹 수술을 어떻게 바라볼 것인가'라는 시각으로 보게 되었습니다.

마치 오랫동안 풀지 못했던 숙제의 답을 얻게 될 것 같은 기분으로 단숨에 세 권을 읽었습니다.

라식 · 라섹을 받을 예정인 환자분들이 가져야 할 마음가짐에 대하여 그동안 찾지 못했던 해답을 찾은 것 같은 느낌을 받았습니다.

심리학의 지혜를 빌려서 라식 · 라섹 수술을 받은 환자분들이 수술 후에 더 행복한 삶을 살아갈 수 있도록 도와주는 것이 목표입니다.

요즘 환자분들에게 설명할 때 '프레임'이란 단어를 자주 사용합니다. '프레임'이란 세상을 바라보는 마음의 창이라고 생각하시면 됩니다.

우리가 집을 지을 때 창을 어느 방향으로 설계하느냐에 따라서 멋진 경치가 보이기도 하고 꽉 막힌 것처럼 답답한 경치가 보이기도 합니다. 인생도 이처럼 어떤 프레임으로 우리의 인생을 바라보느냐에 따라서 어떤 문제를 바라보는 관점, 세상을 향한 마음가짐, 사람들에 대한 고정관념 등이 달라집니다.

프레임은 특정한 방향으로 세상을 보도록 도와주는 역할을 하지만 동시에 우리가 보는 세상을 제한하는 엄격한 검열관 역할도 합니다. 프레임은 우리가 무엇을 보는지, 어떤 판단을 내리는지, 어떤 행동을 하는지 그 모든 과정을 특정한 방향으로 유도하고 결국 특정한 결과를 만들어내는 역할을 합니다.

모든 정신 과정을 프레임이 선택적으로 제한하기 때문에 우리가 어떤 프레임을 가지고 있느냐에 따라서 처음부터 전혀 보지 못하는 대상과 고려조차 하지 못하는 선택지가 존재할 수도 있습니다.

어떤 일을 해야 하는 이유를 보게 하는 프레임을 가지고 있는 사람은 하지 말아야 할 이유를 처음부터 보지 못하고, 하지 말아야 할 이유를 보게 하는 프레임을 가지고 있는 사람은 그 일을 왜 해야 하는지에 대한 이유를 처음부터 찾지 못할 수도 있습니다.

신학자인 찰스 스윈돌은 삶에 있어서 객관적 사실은 인생을 통틀어 겨우 10%에 불과하고 나머지 90%는 그 일에 대한 우리의 반응이라고 이야기했습니다.

삶의 상황들은 일반적으로 누구에게나 동일하게 주어지지만 그 상황에 대한 프레임은 철저하게 우리 자신이 선택해서 자신의 프레임대로 해석하게 되는 것입니다.

그렇다면 인생에 대하여 어떠한 프레임을 가지는 것이 좋을까요?

제 나름대로 책의 내용을 정리해서 정립하고 실제로 제가 실천하는 프레임을 설명해 보겠습니다.

의미 중심의 프레임을 가져라

어떤 일을 의미 중심의 상위 수준으로 프레임을 할 것인지, 절차 중심의 하위 수준으로 프레임을 할 것인지는 그 일을 하는 타이밍에 의해 결정됩니다.

결혼식을 앞둔 커플은 결혼식 몇 개월 전에는 '인생의 동반자'라는 추상적인 의미로 결혼을 바라보다가 결혼식이 당장 코앞에 닥치면 '혼수 문제', '야외촬영' 등 구체적이고 사소한 상황들을 염두에 두게 됩니다. 그 과정에서 결혼의 의미보다는 현실적인 절차에 압도당하는 수가 많습니다. 우리들 대부분은 이러한 상황이 되면 자기 합리화를 동원하여 원래의 계획을 포기하거나 부정적인 결말을 유추해 냅니다. 상위 수준의 프레임이 하위 수준의 프레임으로 바뀌는 순간입니다. 새해 결심이 작심삼일로 끝나는 것도 같은 이유에서입니다.

결심을 하는 순간에는 상위 수준으로 생각하다가 막상 실천을 하는 순간이 되면 어느새 하위 수준으로 세상을 바라보기 때문입니다. 이것은 지극히 당연한 평균적인 사람들의 특징입니다. 행복을 얻기 위해서는 평균 이상의 프레임을 유지해야 합니다. 정말로 지혜로운 사람이 되기 위해서는 가까운 미래나 현재의 일도 늘 상위 수준으로 프레임해야 합니다. 일상적인 행위 하나하나를 마치 먼 미래에 하게 될 일이라고 생각하면서 의미 중심으로 프레임하는 습관을 길러야 합니다.

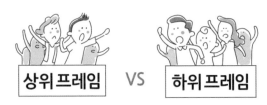

접근 프레임을 견지하라

하고 싶었지만 주저했던 일이 있다면 이제라도 과감하게 실행해야 합니다. 행복과 성공은 접근 프레임을 가진 사람들의 몫입니다. 마음을 고백할 대상이 있다면 할까 말까 망설이지 말고 설령 거절을 당하더라도 그래서 얼마 동안 괜히 고백했다는 후회와 마음의 상처로 괴로워할지라도 일단 사랑을 고백해야 합니다. 고백을 못 하고 시간을 흘러보내면 그때 고백하지 않았던 것을 더 뼈저리게 후회하게 될 것이기 때문입니다.

자기 방어에 집착하지 말고 자기 밖의 세상을 향해 접근해야 합니다. 다른 사람들에게 다가갈 때, 새로운 일을 접했을 때 접근 프레임을 견지해야 합니다. 그것이 두려울 땐 기억하세요. "접근함으로 인한 후회는 시간이 지나면 사라지지만 안주함으로 인한 후회는 시간이 지날수록 커진다"는 것을!

지금 여기 프레임을 가져라

사람들은 현재를 준비기라고 프레임하는 경향이 있습니다. 현재는 더 나은 미래를 위해 준비하고 일방적으로 희생하는 시간이라고 생각하거나, 현재를 만끽하기보다는 참고 견뎌야 하는 시간이라고 믿는 경우가 많습니다. 행복으로 가는 길은 지금 이 순간을 충분히 즐기고 감사하는 것으로부터 시작됩니다. '한 끼 대충 때우자'는 식으로 지금 이 순간의 소중한 한 끼 식사를 아무렇게나 홀대하지 말고 그 음식 속에 들어간 재료의 맛을 하나하나 음미해 보려고 노력하는 것처럼 현재의 시간에 충실해야 합니다.

축하할 일이나 축하해 줄 일이 있다면 주변 사람들에게 알려서 마음껏 축하받고 축하를 해줍니다. 지금 여기의 프레임으로 현재의 순간을 충분히 즐기는 것이 필요합니다.

비교 프레임을 버려라

진정한 마음의 자유는 자신을 다른 사람과 비교하지 않는 데 있습니다. 사람들이 만족을 느끼는 최상의 상태는 비교 프레임이 적용되지 않을 때입니다. 비교 프레임은 배움의 기쁨과 도전정신을 잃어버리게 하며 우리를 잘하는 것에만 안주하도록 합니다. 서툴더라도 어려운 일을 시도하기보다는 남들보다 잘하는 것만 하겠다고 안주하는 마음은 결국 우리의 성장과 발전을 저해합니다.

남들과 횡적인 비교보다는 과거 자신과의 비교 혹은 미래의 자신과의 종적인 비교가 하나의 대안이 될 수 있습니다. 세상을 바라보는 창이 단순히 남들과의 비교가 되어서는 안 됩니다. 다른 사람들보다 더 잘하는 것, 다른 사람들보다 물질적으로 더 잘사는 것이 주는 일시적인 만족보다는 최선의 나를 추구하는 것이 완전한 행복의 길임을 기억해야 합니다.

긍정의 언어로 말하라

한 사람의 언어는 그 사람의 프레임을 결정하는 가장 중요한 요소입니다. 따라서 프레임을 바꾸기 위해 꼭 필요한 일이 언어를 바꾸는 것입니다. 행복한 인생을 살기 위해서는 긍정의 언어로 말하는 습관이 반드시 필요합니다. '감사, 감동, 기쁨, 설렘, 만족' 같은 단어들이 우리 삶 속에 넘쳐나도록 만들 필요가 있습니다.

반대로 '대충', '아무거나 좋은 게 좋은 거 아니겠어', '다 먹고 살자고 하는 일인데'같이 무심코 뱉는 말은 우리의 마음가짐을 최고의 프레임에서 순식간에 최저의 프레임으로 바꿔놓습니다. 그러므로 절대로 이런 말들을 사용해서는 안 되며 항상 긍정의 프레임을 만드는 긍정의 언어로 말하는 습관을 가져야 합니다.

위대한 반복프레임을 연마하라

'습관은 그 어떤 일도 할 수 있게 만들어준다.'

— 도스토옙스키

어떤 분야든 전문성을 획득하기 위해서는 최소 10년 이상 또는 1만 시간의 부단한 노력과 집중력이 필요하다는 '10년의 법칙', '1만 시간의 법칙'이 있습니다. 우리가 천재라고 알고 있는 사람들 중 상당수가 타고난 천재라기보다는 상상을 뛰어넘는 집중과 반복의 산물임을 기억해야 합니다. 프레임을 바꾸기 위한 리프레임 작업도 마찬가지입니다.

프레임은 단순히 마음만 먹어서 되는 것이 아닙니다. 한 번의 결심으로 프레임이 쉽게 바뀌지 않으며 새로운 프레임이 습관으로 자리 잡을 때까지 리프레임 과정을 끊임없이 반복해야 하며, 규칙적이고 반복적인 연습을 통해 새로운 프레임을 습득해야 합니다.

프레임은 우리 마음을 결정하는 기본 원리인 동시에 행복과 불행, 합리와 비합리, 성공과 실패, 사람들 사이의 상생과 갈등을 결정하는 가장 중요한 요인입니다.

수술을 고려하고 계신 환자분은
라식·라섹 수술을 어떤 프레임으로
바라보는 게 좋을까?

❖ 프레임을 바꾸면 라식·라섹 수술의 결과가 바뀐다

'인생을 어떠한 프레임으로 바라보느냐'에 따라서 우리의 인생은 전혀 다른 방향으로 갈 수도 있고 삶의 행복도도 달라진다는 것을 『프레임』, 『굿 라이프』를 통해 조금이나마 알게 되었습니다.

말씀드린 대로 '인생을 어떻게 바라볼 것인가'가 아닌 '환자 입장에서 라식·라섹 수술을 어떻게 바라볼 것인가'라는 시각으로 반복해서 책을 읽게 되었습니다.

환자 입장에서 '라식·라섹 수술을 어떻게 바라볼 것인가'라는 안과 의사 입장에서는 오랫동안 풀지 못했던 숙제를 마침내 풀 수 있을 것 같은 기분으로 기쁜 마음에 단숨에 책을 읽었습니다.

❖ 라식·라섹을 받을 예정인 환자분들이 가져야 할 마음가짐

라식·라섹을 집도하고 시행하는 안과 의사와 의료진이 가져야 할 마음가짐에 대하여 이제 어느 정도 해답을 찾은 것 같습니다.

'라식·라섹 수술을 어떠한 프레임으로 바라볼 것인가'를 지극히 저의 개인적인 주관으로 정리해 보도록 하겠습니다. 편의상 앞의 '인생을 어떤 프레임으로 바라볼 것인가'와 비교하기 위하여 내용을 중복하여 기술하겠습니다.

이 글의 소소한 목표는 심리학의 지혜를 빌려서 '라식·라섹 수술을 받은 환자분들이 수술 후에 더 행복한 삶을 살아가도록' 도와드리는 것입니다.

우선 『심리학 프리즘』에 나오는 것처럼 역발상 방식을 도입하여 수술 결과에 대한 분석을 '어떤 마음을 가지면 만족스러운 수술 결과를 얻을 수 있을까'로 접근하지 않고 '어떤 마음을 가지면 불만족스러운 수술 결과를 얻을 수 있을까'에 대하여 우선 이야기하고자 합니다.

다음은 라식·라섹 수술 후 불만족스러운 결과를 얻는 마음 십계명입니다.

① 수술받고 안경 없는 행복한 삶보다 수술 후 생길 수 있는 부작용에 더 집중하라.

② 내 소중한 눈을 수술하는 것인 만큼 모든 수술 결과는 완벽해야 한다고 생각하라.

③ 라식·라섹 검사 결과는 어떠한 오차도 용납될 수 없다고 생각하고, 오차가 있을 시 검사 오류를 의심하라.

④ 수술 후 장시간 컴퓨터, 핸드폰 사용 시에도 내 눈이 건조해지면 수술 부작용이라고 생각하라.

⑤ 영화 관람이나 야간운전 시에도 눈부심이 절대로 생기면 안 되며, 이러한 부작용이 생겼는지 수시로 확인하라.

⑥ 수술이 잘되어서 잘 보이더라도 수학시험 성적 100점처럼 구체적인 수치가 완벽해야 성공이라고 생각하라.

⑦ 의사와 스태프를 믿지 마라. 그들은 소명감은 없고 돈만 아는 사람들이다.

⑧ 네이버 박사님과 인터넷 카페를 맹신하라. 그들은 당신을 수술한 의사보다 더 현명하며 항상 정답을 제시한다.

⑨ 수술 후 좋은 시력이 나오면 굳이 약을 계속 점안하거나 병원을 방문할 필요가 없다.

⑩ 수술 후 좋은 시력이 나오더라도 언젠가는 시력이 나빠질 수 있으므로 계속 걱정하면서 지내라.

제 경험상 대부분의 환자분이 3~4개 항목에 해당되는데, 5개 이상이면 수술을 권하지 않습니다.

그 이유는 제가 최선을 다하여 의학적으로 완벽에 가까운 수술 결과가 나오도록 애쓰더라도 환자분이 위와 같은 부정적인 프레임으로 수술을 바라본다면 수술이 가져다주는 행복을 느낄 마음의 여유가 없어 수술 후에도 불안과 걱정이 끝나지 않을 가능성이 높기 때문입니다.

이 부분의 내용은 굉장히 주관적인 제 생각이므로 읽기에 불편한 부분이 있더라도 양해를 부탁드립니다.

그렇다면 라식·라섹 수술에 대하여 환자분들께서는 어떠한 프레임을 가지는 것이 좋을까요?

의미 중심의 프레임을 가져라

아래 질문은 실제 진료실에서 흔하게 듣는 내용입니다. 환자분께서 진료실에 들어오자마자 물어보십니다.

"2차 수술 되나요?"

"만약에 시력이 떨어지면 얼마나 떨어지나요?"

"시력이 떨어지면 언제쯤 떨어지나요?"

"시력이 떨어지면 렌즈는 다시 착용할 수 있나요?"

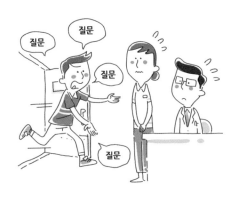

저는 어떻게 하면 좋은 시력이 나오고, 어떻게 관리하면 오랫동안 좋은 시력을 유지할 수 있는지를 설명드리고 싶은데 이런 질문을 계속해서 하는 환자분들은 저의 설명을 들을 마음의 여유가 없는 것처럼 보입니다. 환자분의 머릿속에는 이미 라식·라섹 수술은 행복해지기 위한 미래지향적인 수술이 아니라 반드시 실패할 수밖에 없는 수술이라서 그 실패에 대비하고자 하는 방어적인 생각이 가득한 것 같습니다.

어떻게 보면 이러한 패턴은 지극히 당연한 특징이지만 수술 후 정말로 행복한 삶을 살기 위해서는 평균 이상의 상위 수준의 프레임 유지가 필요합니다.

라식·라섹 수술을 받을 예정이라면 반드시 수술이 가져다줄 행복한 삶에 집중해야 합니다. 부정적인 상상으로부터 시작하는 다양한 걱정거리가 라식·라섹 수술이 선사하는 혜택을 가리도록 하면 안 됩니다. 예를 들어 우리가 여행을 계획하고 있다면 여행을 떠나기 전에는 여행 가서 즐길 먹거리, 볼거리, 추억 만들기 등 즐겁고 멋진 일들을 계획하고 상상해야 하는데 여행 가서 교통사고가 나지나 않을까, 소매치기를 당하지 않을까, 비행기가 추락하지 않을까 등의 걱정들만 머릿속에 가득하다면 그 여행은 너무 힘든 여행이 될 것이 틀림없고, 아무리 좋은 사람과 멋진 곳에서 맛있는 음식을 먹더라도 즐겁지 않을 것입니다.

오히려 이런 분들은 여행을 포기하고 집에 있는 것이 더 행복할 것입니다. 라식·라섹 수술도 마찬가지라고 생각하면 됩니다.

접근 프레임을 견지하라

만약 지금 안경과 렌즈로 힘드시다면 시력 교정 수술에 관심을 가져볼 것을 권합니다. 단 객관적이고 의학적인 접근법을 이용하여 철저하게 공부한 후에 신뢰가 가는 수술 방법과 병원을 선택할 것을 권합니다.

지금 여기 프레임을 가져라

라식·라섹 수술 결과가 너무 좋게 나와서 저는 만족하는데 혹시나 나중에 시력 저하나 어떤 문제라도 생기지 않을까 계속 불안해하는 환자분들이 많습니다. 걱정하려고 수술을 받은 것은 아니므로 현재 수술 결과가 좋다면 수술 결과를 즐기시고 미래에 대한 불필요한 걱정은 할 필요가 없습니다.

비교 프레임을 버려라

근시란 근거리 작업을 지속하면 우리 눈이 길어지는데 이런 경우 오목렌즈 안경을 착용하여 망막에 상을 맺히게 해야만 세상을 볼 수 있는 상태를 말합니다.

라식·라섹 수술은 안경 대신에 각막을 깎아 안경 모양으로 만들어 망막에 상을 맺게 하는 수술로 수술 후 정확하게 망막에 상이 맺히면 자신의 최고 시력이 나오게 됩니다. 하지만 수술 전 유아기 때 시력 발달 정도에 따라서 나올 수 있는 최대 교정시력은 각자 다를 수 있습니다.

수술 전 최대 교정시력이 0.8인 사람은 수술 후에도 0.8이 나올 것이며, 1.0인 사람은 수술 후에도 1.0이 나올 것입니다. 결국 수술 후, 수술 결과가 성공적으로 나왔다면 수치상 시력이 얼마든 자신의 최대 시력이 나온 것이므로 다른 사람이 수술 후 시력이 얼마가 나왔는지 비교하여 본인의 만족도를 낮출 필요는 없습니다.

또한 우리 눈은 오른쪽 눈, 왼쪽 눈이 보는 능력이 다릅니다. 그렇기 때문에 수술 후에도 양안 시력이 당연히 다를 수밖에 없습니다. 오른팔, 왼팔 힘이 다른 것과 마찬가지입니다.

수술 전 환자분들께 다른 사람의 결과와 비교하지 말고, 양 눈을 비교하지 말고, 낮과 밤의 시력을 비교하지 말라고 꼭 당부드립니다.

하지만 대부분의 환자분은 양 눈 시력을 비교한 후 비우세안(非優勢眼)이 덜 보인다고 걱정하는 경우가 너무 많습니다.

지금까지 평생 비우세안은 덜 보이는 채로 아무 불편 없이 잘 지내셨는데 수술했다는 이유로 굳이 매일 비교한 후 양쪽 눈이 차이가 난다고 걱정하면서 지낼 필요는 없습니다.

긍정의 언어로 말하라

수술을 바라보는 마음의 언어도 긍정적인 언어로 자기 자신에게 이야기하는 것이 중요합니다. 심리학에서 행복한 감정을 측정할 때 사용하는 PANAS(positive and negative affect schedule: 일정 기간 동안 한 개인이 경험한 긍정감정과 부정감정의 정도를 측정하는 도구)에서 제시하는 긍정적인 감정과 부정적인 감정 열 가지가 있습니다.

긍정 감정

관심 있는, 신나는, 강인한, 열정적인, 자랑스러운, 정신이 맑게 깨어있는, 영감받는, 단호한, 집중하는, 활기찬

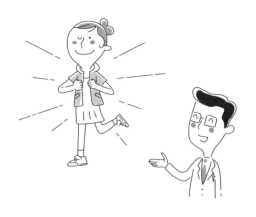

부정 감정

괴로운, 화난, 죄책감 드는, 겁에 질린, 적대적인, 짜증난, 부끄러운, 두려운, 조바심 나는, 불안한

수술을 집도하는 제 자신도 항상 긍정적인 감정을 가지려고 노력하지만 수술받는 환자분들께도 항상 긍정의 언어로 자기 자신을 격려하고 수술을 바라보시라고 말씀드립니다.

부정적인 감정은 우리의 마음가짐을 최고의 프레임에서 순식간에 최

저의 프레임으로 바꿔놓습니다. 자기 자신과 수술 만족도를 최하의 결과로 인도합니다.

그러므로 절대로 이런 말들을 사용해서는 안 되며 항상 긍정의 프레임을 만드는 긍정의 언어로 말하는 습관을 가져야 합니다.

제 자신도 수천 명의 안과 의사들 중 저를 선택하여 믿고 수술을 받는 환자분들에게 감사한 마음을 가지면서 진료 및 수술 시간이 즐거워짐을 경험하였습니다.

수술을 시행하는 의료진은 라식·라섹 수술을 어떤 프레임으로 바라봐야 할까?

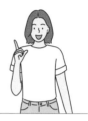

❖ 프레임을 바꾸면 라식·라섹 수술의 결과가 바뀐다

그렇다면 이번에는 '수술을 시행하는 의사를 포함한 의료진은 어떤 프레임으로 라식·라섹 수술을 바라보고 대하는 게 좋을까?'에 관하여 말씀드리겠습니다.

이에 대한 대답은 의사를 포함한 의료진의 입장에서 '우리가 얻고자 하는 행복한 삶이란 무엇일까?'란 질문에 대한 대답과 비슷할 것으로 예상할 수 있습니다.

이에 대한 해답도 최인철 교수님의 책『프레임』『굿 라이프』를 읽고 제나름대로 정리해 보았습니다.

소명감을 가진 삶

'벽돌을 쌓고 있다'고 설명한 벽돌공이 아닌 '아름다운 성당을 짓고 있다'고 설명한 벽돌공에 관한 이야기나 '단순한 청소부가 아닌 인류를 달에 보내는 일을 돕고 있다'고 자신의 일을 설명한 나사의 청소부처럼 자신의 일에 소명을 부여하는 삶을 만들고자 노력해야 합니다.

의료진은 아래 두 가지 유형의 직장인 중 반드시 B 유형의 소명감을 가진 의료진이 되고자 부단히, 집요하게 노력해야 합니다.

A 유형

일하는 주 목적은 돈을 벌기 위해서다. 경제적 여유가 생긴다면 지금 하고 있는 일은 결코 하지 않을 것이라고 생각한다. 일터에서의 시간이 빨리 흐르기를 바라고 주말과 휴가를 고대한다.

B 유형

지금 하고 있는 일이 자기 삶의 중요한 일부라고 생각한다. 비록 돈을 위해 일하는 면도 없지 않으나, 지금의 일이 자기 정체성을 구성하는 핵심이라고 생각한다. 지금 하고 있는 일을 즐긴다. 자기가 하는 일이 세상을 더 나은 곳으로 만드는 데 기여한다고 믿는다. 행복한 삶이란 좋은 일을 하며 사는 삶이다.

좋은 일이란 직업의 종류와 상관없이 자신이 누구이며, 어디서 왔고, 어디로 향해 가고 있는지에 대한 해답을 제공해 주는 일입니다. 자신의 일이 세상을 더 나은 곳으로 만들고 있다는 의미와 목적을 발견하는 삶, 즉 소명이 있는 삶이 행복한 삶이라고 생각합니다.

안경이나 렌즈로부터 고생하는 환자분들이 라식·라섹 수술을 받은 후 좀 더 자신감 있고 활기찬 생활을 하는 사실만으로도 저나 우리 의료진은 정말 보람된 일을 하고 있고, 우리가 이 세상의 발전에 조그마한 기여를 하고 있다고 생각합니다.

저는 단순히 수술을 하는 것이 아니라 한 사람의 인생을 긍정적으로 바꾸는 엄청난 일을 수행하고 있다고 믿고 제 자신을 항상 칭찬하고 있습니다.

성취를 중시하는 삶

유능함에 대한 욕구는 자기가 하고 있는 일에서 의미 있는 결과를 만들어낼 때 충족됩니다. 의미 있는 결과가 반드시 사회가 인정하는 성공일 필요는 없습니다. 의미 있는 성취의 끝에 찾아오는 자부심과 그로 인해 충족되는 유능감은 행복의 매우 핵심적인 요소입니다. 라식·스마일 라식·일반 라섹으로는 얻을 수 없는 뛰어난 안전성, 안정성, 편의성 결과를 보이는 2day라섹을 개발하고 10년 동안 발전시켜서 지금은 대중화시켰다는 자부심이 저를 가장 힘나게 하는 원천입니다.

이오스안과에서 수술을 받기 위해 세계 여러 나라나 전국에서 찾아오고 검사, 수술 예약까지 오랜 시간 기다려야 함에도 묵묵히 인내하는 환자분들의 수고를 저는 정말 잘 알고 있습니다. 그래서 언제나 겸손한 마음으로 한 분 한 분 최선을 다해 진료하고 수술을 하도록 제 자신을 격려하고 있습니다.

목표가 있는 삶

소명과 성취는 목표를 전제로 합니다. '수술 후 렌즈 빨리 제거해서 정상생활 빨리 복귀하기', '환자분들 좀 더 덜 아프게 하기', '각막 절삭량 줄이기', '초고도 근시 수술 안정성 확보하기' 등 2day라섹을 시작한 후 지난 10년간 거창하지는 않지만 소소한 목표들을 이루기 위한 노력들은 저에게 삶의 즐거움과 의미를 주었습니다.

최근에는 '가장 편한 상태로 환자분들이 수술받게 하기'가 저의 가장 큰 관심사이자 목표입니다.

자기를 절제하며 한결같이 노력하는 삶

비록 노력만으로 최고 수준의 전문성이 획득되는 것은 아닐지라도 노력의 양과 성공의 정도가 비례한다는 것은 분명한 사실입니다. 자기를 절제하며 한결같이 노력하려는 마음가짐은 제가 최우선으로 고려하는 사항입니다. 마음으로 간절히 원하고 노력하면 비록 완벽하게 성취하지는 못해도 그 범위를 크게 벗어나지는 않기 때문입니다. 다른 말로 '미친 듯한 집요함'이라고 표현하고 싶습니다.

결론적으로, 저나 의료진은 매 순간 소명의식을 가지고 아주 작은 부분까지 집중하는 자세로 임하며, 좀 더 발전된 지식과 기술을 습득, 발전시키기 위하여 자신을 격려하고 끊임없이 채찍질하는 마음이 가장 중요합니다.

환자분들께서는 이러한 저희 의료진의 진실된 마음을 믿고, 수술 전후 작은 부분에 너무 집착하지 마시고 라식·라섹 수술을 시행받아 안경, 렌즈로부터 해방되어 행복한 삶을 영위하고자 하는 높은 수준의 프레임에만 집중하는 마음이 중요하다고 생각합니다.

또한 자기 자신에게 항상 긍정적인 언어로 말하고 행복한 눈길과 상상으로 수술 결과를 바라본다면 더욱더 높은 수술 만족도를 가지게 될 것을 확신합니다.

가장 간단하고 단순한 수술이
최상의 결과를 만들어낸다

1539년 폴란드의 니콜라우스 코페르니쿠스는 '지구가 태양 주위를 돈다'는 상식에서 완전히 벗어나는 내용의 논문을 발표하였습니다. 당시 태양이 지구 주위를 돈다는 건 모두가 두 눈으로 직접 목격해 아는 바였습니다. 사람들은 매일 지구 바닥을 흔들림 없이 믿고서 해가 동쪽에서 떠서 서쪽으로 지는 모습을 보고 살았습니다. 이는 당시 모든 사람들에게 명확한 사실이었습니다.

하지만 코페르니쿠스는 말했습니다.

"상식은 잊어라. 사람들이 뭐라고 믿든 잊어라. 상식은 틀렸다. 지구는 태양 주위를 돈다." 이후 오랜 기간 탄압이 가해졌지만 진실의 불씨는 꺼지지 않았습니다. 몇 세기가 지난 1882년에야 교회는 천문학 혁명에 대한 논의를 겨우 허용하였습니다.

시력 교정 수술도 지난 40년간 더 복잡하고 더 많은 장비가 필요하다는 것이 당연시되었습니다.

장비는 거대해지고 수술실은 더 넓어져야 했으며 안경을 벗는 데 필요한 수술 시간은 점점 더 길어졌습니다. 물론 수술비도 더 증가하였고 거대 장비 회사는 이러한 과정에서 더 많은 수익 창출이 가능하게 되었습니다.

10여 년 전 처음 2day라섹을 발표했을 때 안과 의사를 비롯한 모든 사람들이 결과를 믿지 않았습니다. '가장 간단하고 단순한 수술이 최상의 결과를 만들어낸다'는 저의 생각은 공허한 것처럼 느껴졌습니다.

하지만 10여 년이 지난 지금은 많은 분들이 2day라섹을 받고 행복하게 인생을 즐기고 계시며, 많은 안과 의사분들이 이제는 저의 생각에 공감하고 계십니다.

> 모든 진실은 세 단계를 거친다.
> 처음엔 비웃음을 산다.
> 그다음엔 무참하게 억압당한다.
> 마지막으로 자명한 진실로 받아들여진다.
>
> - 아르투어 쇼펜하우어

제가 '진정한 2day라섹의 장점을 모든 분들에게 알려보자'는 거창한 목표를 가지고 '2day라섹에 관한 책을 출판해야겠다'고 작업을 시작한 게 작년 이맘때였습니다.

쉽지 않을 것이라 예상은 했지만 지난 1년간의 집필 과정은 예상했던 것보다 혹독하고 힘들었으며 '계속되는 나 자신과의 싸움'이었습니다.

하지만 매일매일 2day라섹 수술을 받고 밝은 모습으로 경과를 관찰하는 환자분들을 보면서 힘을 내게 되었고 드디어 대장정의 마침표를 찍을 수 있었습니다. 만약 그분들의 긍정적인 에너지가 없었다면 이 책의 마무리는 애초에 불가능했을 것입니다.

이 책을 1996년 안과 의사가 된 후 지난 25년간 저에게 수술받은 모든 환자분들께 바칩니다. 그분들이 없었다면 처음 안과 의사가 되어서 모든 게 서툴고 부족했던 제가 지금의 오정우가 될 수 없었을 것입니다.

2010년 이후 저에게 2day라섹을 받은 모든 환자분들에게 특별한 감사의 마음을 전합니다. 그분들이 저를 믿고 본인의 눈을 맡겨주었기에 지난 10년간 제가 소명감을 가지고 수술에 임할 수 있었습니다.

그 결과 단순히 안과 정보를 제공하는 의학 서적으로 끝나지 않고 '어떻게 인생을 올바르게 살지', '어떤 삶이 진정한 행복인지' 깨우칠 수 있는 내용을 조금이나마 책에 담을 수 있었습니다.

마지막으로 항상 제 옆을 지켜주는 현명하고 지혜로운 아내 소연에게 표현할 수 있는 최고의 고마움을 표합니다.

언제나 내게 부족한 인문학적 소양과 식견을 넓혀주는 큰딸 유빈은 집필 과정에서 날카로운 비판과 따뜻한 격려를 잊지 않았습니다.

늘 내게 세상을 보는 긍정적인 마음가짐을 가르쳐주는 둘째 딸 유리는 새벽 시간 저와 함께하며 집필 과정에 훌륭한 페이스메이커 역할을 해주었습니다. 두 딸에게 이번 집필 과정에서 평생 잊지 못할 신세를 졌습니다.

지난 14년간 저의 잔소리를 묵묵히 잘 참아준 양숙현 실장, 이번 집필 과정에서 가장 마음고생 많이 했을 정정희 대리, 뛰어난 디자인 실력으로 항상 놀라움을 주는 김채영 주임에게도 깊은 감사의 말을 전합니다.

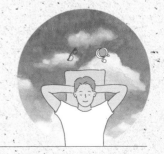

스무 살, 안경 대신 라색을 하기로 했습니다

초판 1쇄 인쇄 | 2020년 9일 10일
초판 1쇄 발행 | 2020년 9일 22일

지은이 | 오정우
펴낸이 | 김의수
펴낸곳 | 레몬북스(제396-2011-000158호)
전 화 | 070-8886-8767
팩 스 | (031) 990-6890
이메일 | kus7777@hanmail.net
주 소 | (10387) 경기도 고양시 일산서구 중앙로 1455 대우시티프라자 802호

ⓒ레몬북스
ISBN 979-11-91107-00-5 13510

이 도서의 국립중앙도서관 출판예정도서목록(CIP)은 서지정보유통지원시스템 홈페이지(http://seoji.nl.go.kr)와
국가자료공동목록시스템(http://www.nl.go.kr/kolisnet)에서 이용하실 수 있습니다.(CIP제어번호: 2020036411)